中国医科大学附属第一医院

超声科 病例精解

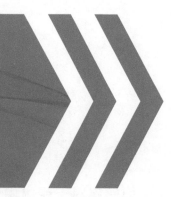

主编 王学梅 刘艳君 宛伟娜

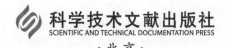
科学技术文献出版社
SCIENTIFIC AND TECHNICAL DOCUMENTATION PRESS
·北京·

图书在版编目（CIP）数据

中国医科大学附属第一医院超声科病例精解/王学梅，刘艳君，宛伟娜主编. —北京：
科学技术文献出版社，2019.9（2021.3重印）

ISBN 978-7-5189-5849-8

Ⅰ. ①中… Ⅱ. ①王… ②刘… ③宛… Ⅲ. ①超声波诊断—病案 Ⅳ. ①R445.1

中国版本图书馆CIP数据核字（2019）第164607号

中国医科大学附属第一医院超声科病例精解

策划编辑：陈 安 责任编辑：彭 玉 陈 安 责任校对：张吲哚 责任出版：张志平	
出 版 者	科学技术文献出版社
地 址	北京市复兴路15号 邮编100038
编 务 部	（010）58882938，58882087（传真）
发 行 部	（010）58882868，58882870（传真）
邮 购 部	（010）58882873
官 方 网 址	www.stdp.com.cn
发 行 者	科学技术文献出版社发行 全国各地新华书店经销
印 刷 者	北京虎彩文化传播有限公司
版 次	2019年9月第1版 2021年3月第3次印刷
开 本	787×1092 1/16
字 数	172千
印 张	15.25
书 号	ISBN 978-7-5189-5849-8
定 价	108.00元

序

时值 2019 年新年，这部凝聚着我们超声科全体医生心血和汗水的《中国医科大学附属第一医院超声科病例精解》编撰工作终于完成，且即将付梓，这是科室集体努力的结果。

随着现代科学的进步，影像医学的发展突飞猛进，日新月异，超声影像技术的临床应用范围日益扩大，临床医生对超声诊疗技术的依赖性越来越强。如何提高业内超声队伍的专业素养和技术水平是摆在我们面前亟待解决的一个重要课题。中国医科大学附属第一医院超声科专家组织编写本书的目的正在于此。本书重点借助超声影像，结合其他影像和实验室检查，对临床病例进行系统而全面的展示，按照病例介绍、病例分析和病例点评的模式编写，涵盖临床诊断和治疗的基本原则，希望能够为广大从事超声诊断的人员，尤其是基层医院的广大医生，在常见病和少见病的超声检查方面，提供鉴别诊断和诊断的思路。

本书图文并茂，具有较高的专业水准，是一部值得用于临床工作实践参考的工具书。相信本书的问世，定会对业内超声医师诊断水平的提升，以及超声影像教学工作有所帮助。

参与本书编写工作的所有编者，均为中国医科大学附属第一医院超声科的一线医生。他们每天在临床中接诊大量患者，接触各式各样的病例，拥有丰富而详实的第一手病案资料，为本书编写提供了大量有价值的超声图片和病例报告，从而确保了本书编写工作的顺利完成。

在科室工作十分繁忙的情况下，所有编者历尽艰辛，加班加点，牺牲个人宝贵时间进行编写，为本书的完成、出版做出了极大贡献。借此机会，感谢我至亲至爱的同事，感谢为本书出版提供大力支持的科学技术文献出版社，感谢为本书付梓出力流汗的所有人！

主 编 简 介

　　王学梅，中国医科大学附属第一医院超声科主任，教授，主任医师，博士生导师。1985 年毕业于中国医科大学医疗系，1990 年于中国医科大学获得硕士学位，1996 年于日本自治医科大学获得博士学位。1985 年至今从事消化内科及超声诊断和介入超声工作。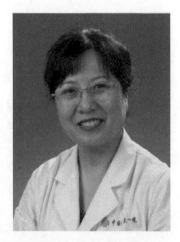

　　擅长腹部、妇科、小器官等疾病的超声诊断，尤以腹部疾病的超声诊断及介入性超声治疗为著。对肝脏占位病变良恶性的鉴别诊断；黄疸的鉴别诊断及病因寻找；肝炎后发展趋势、肝纤维化、肝硬化的鉴别诊断；泌尿系及胰腺疾病的良恶性诊断等有很深的造诣。承担中国医科大学附属第一医院及外院疑难病例的腹部超声会诊工作，并组建超声介入小组，对超声引导下全身各脏器及不同部位病变穿刺活检和囊肿、脓肿、大网膜病变的鉴别诊断及肿瘤介入治疗等有丰富的临床经验。

　　作为学术带头人，先后承担国家级和省级、市级课题 16 项；获得辽宁省科技进步奖二等奖 2 项；辽宁省自然科学学术成果奖二、三等奖各 1 项。目前在国内外核心杂志发表论文共 250 余篇，其中 SCI 收录 28 篇；发表译文 3 篇，参加编写 6 部专著。到目前为止共培养研究生 88 名，其中博士 17 名，硕士 71 名。

　　担任中国超声医学工程学会第七届理事会副会长，中华医学会超声医学分会第九届委员会委员，中国医师协会超声医师分会第四届委员会常务委员，辽宁省超声医学工程学会第七届理事会会长，辽宁省医学会超声医学分会第八届委员会副主任委员等20余项学术职务。

担任《中国超声医学杂志》《中国医学影像技术杂志》编委，《中华超声影像学杂志》《中国临床医学影像杂志》《中华医学超声杂志（电子版）》《全国高等教育医学数字化规划教材（国家医学电子书包）》等10余项超声领域杂志编委。

获评第二届辽宁名医，中国超声医学工程学会优秀超声医学专家，辽宁省优秀科技工作者，辽宁省卫生系统优质服务先进个人，首届中国医师节沈阳优秀主任委员，中国医科大学优秀研究生导师，中国医科大学校院先进个人，优秀党员等20余项荣誉称号。

刘艳君，中国医科大学附属第一医院超声科副主任，医学博士，教授。

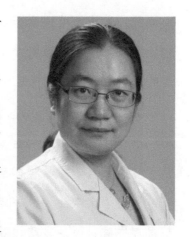

主持两项省级科研课题，参加多项课题研究，发表论文20余篇。参与课题"良恶性腹水的临床诊断研究"获沈阳市科技进步奖二等奖；参与课题"超声检查在腹膜良恶性病变鉴别诊断中的应用"获辽宁省科技进步奖二等奖。主编的《超声读片指南》获辽宁省自然科学学术成果二等奖。

现任辽宁省超声医学工程学会副会长，中国医学影像技术研究会妇产超声分会委员，中华医学会辽宁省超声医学分会委员，中国超声工程学会辽宁省分会妇产专业副主任委员，沈阳医学会超声专科分会秘书。

荣获中国医科大学附属第一医院"优秀教师""十佳医生"等荣誉称号。

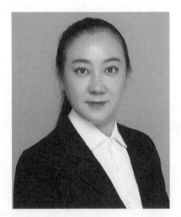

宛伟娜，女，医学博士，中国医科大学附属第一医院超声科副主任医师，副教授。2005年于中国医科大学本科毕业，2008年于中国医科大学硕士研究生毕业并留校，开始从事超声诊断工作，2015年于中国医科大学博士研究生毕业，取得影像医学与核医学博士学位。现为中国超声医学工程学会介入分会青年委员，中国医学影像技术研究会妇产分会青年委员。

主要承担妇产科超声诊断，涵盖浅表、小器官、腹部等超声诊断及超声介入等工作。擅长胎儿畸形的筛查诊断，超声引导下囊肿脓肿穿刺，超声引导下甲状腺细针穿刺、肿物活检等。参与本科室科研项目《超声医师读片指南》教科书的编纂工作。发表多篇学术论文，其中SCI论文2篇，参与辽宁省教育厅科研课题研究1项，荣获辽宁省科学技术进步奖二等奖1项、沈阳市科学技术进步奖一等奖1项。

先后荣获中国医科大学优秀博士毕业生，中国医科大学附属第一医院"十佳青年医生"，优秀教学秘书，沈阳晚报"最美医生"等荣誉称号。

前　言

超声波检查（US）是利用人体对超声波的反射，将组织的反射波（echo）进行图像化处理，从而对疾病做出诊断的一种方法。既可非侵入性地获得活性器官和组织的大体断层图像和观察大体病理形态学改变，亦可通过介入性超声或腔内超声探头深入人体内获得精细超声图像。

超声诊断学的特点是超声波对人体软组织有良好的分辨能力，有利于识别生物组织的微小病变。超声显示活体组织无需染色处理即可获得所需图像，有利于检测活体组织，为一门比较成熟的医学影像学科。

随着超声诊断学的不断发展、更新，其在临床上得到了广泛应用。在技术层面上，超声显像的空间从二维显示，发展到现在的三维、四维空间的立体超声图像显示；超声造影、弹性成像技术也更加成熟；容积成像、复合成像逐渐得以应用。这就使得我们在临床超声诊断过程中，对病灶探测能做到更加精准，对病例的分析和判断更加科学，从而使某些疾病得到早期诊断，使患者得到及时的治疗。

目前，很多基层医院都已经开设了超声检查项目，但由于不同医院间存在一定的差距，总体诊治水平也参差不齐，对超声报告的描述也缺乏规范性，容易造成临床医生和患者对超声报告解读困难，尤其对一些经典或少见病例的诊断报告感到困惑。通过我们每年举办的超声诊断继续教育培训班的反馈来看，有很多来自基层医院的医生表达了对超声诊断病例分析专业书籍的渴望之情。因为每天面对更多更复杂的患者，因此我们拥有相比基层医院更多、更全面的病案资料。本书编委会组织中国医科大学附属第一医院超声科的专家编写本书，旨在为常见病和少见病的超声检查提供鉴别诊断和诊断思路，希望对基层医生的诊疗工作有所帮助。

本书涵盖肝胆、胰脾、肾脏、膀胱、前列腺、胃肠道、大网膜、妇科、乳腺、甲状腺及关节等多器官组织的临床病例，分为病例介绍、病例分析和病例点评三部分。其中，病例分析部分主要介绍疾病的发生机制、病理基础、超声声像图特点、鉴别诊断及漏诊误诊原因；病例点评部分简明扼要地总结疾病特点、确诊方法及预后。

本书编写历时半年余，由于所有编者都是医生，大家克服了时间紧、任务重的困难，在繁忙的临床工作之余，查阅大量资料，精心挑选了49个临床病例，选择了255幅图片并配以精炼的文字说明，便于读者记住典型的影像特征，便于做出正确的诊断。

在此，感谢所有编者的辛勤劳动，感谢科学技术文献出版社的大力支持，本书的顺利出版离不开大家共同的努力。

由于水平和时间的限制，本书中难免有错误和疏漏之处。欢迎广大读者和同道们提出宝贵意见。

编者

目　录

001
肝脏淋巴瘤

病例介绍

患者女性，72岁。以"头晕乏力8小时"为主诉入院，伴贫血，无发热，二便正常。既往史：直肠癌术后5年。化验检查甲胎蛋白（AFP）、癌胚抗原（CEA）均不高。肝脏超声检查：肝内可见多个低回声，未见彩色血流。超声：肝内多发实质占位性病变，转移不除外（图1-1）。肝脏增强CT检查：肝内多发低密度灶，增强扫描动脉期未见强化。提示肝内占位，转移瘤不除外（图1-2）。肝脏增强MRI检查：肝内多发长T_1稍长T_2信号改变，增强扫描动脉期病灶边缘环形强化，中心强化不明显，门脉期、延迟期强化减低。提示肝内多发占位性病变，转移瘤可能性大（图1-3）。PET-CT检查：肝脏多发代谢增高影，考虑恶性病变转移可能性大

笔记

（图1-4）。肝脏包块活检病理：肝脏弥漫大 B 细胞淋巴瘤，非生发中心型（图1-5）。

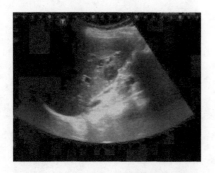

图1-1　肝脏淋巴瘤超声声像

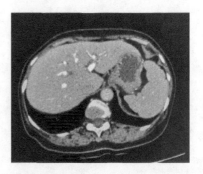

图1-2　肝脏淋巴瘤增强 CT

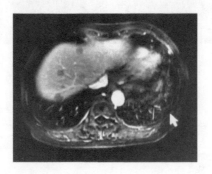

图1-3　肝脏淋巴瘤增强 MRI

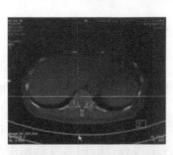
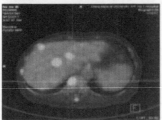
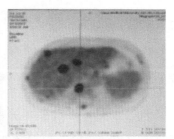
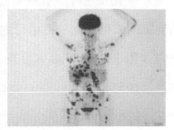

图1-4　肝脏淋巴瘤 PET-CT

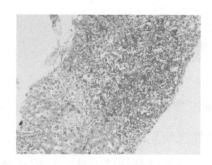

图1-5　肝脏淋巴瘤病理（HE×40）

病例分析

肝脏淋巴瘤（xantogranulomatous pyelonephritis，XGPN）分原发性和继发性。原发性一般体积较大，而继发性常为多发性或局部浸润，体积较小。常见的临床症状包括黄疸、上腹不适、肝区胀痛及体重减轻等。增强 CT 多表现为肝内多发低密度影，增强未见强化或环形强化。增强 MRI 多表现为肝内多个占位，可见环形强化。

超声表现：1. 原发型：肝内低回声，可单发或多发，单发为主，体积较大，肝脏体积增大，脾脏一般正常，多发时体积较小。2. 继发型：肝内多发低回声，体积较小，一般合并肝脏增大、脾脏增大，少部分病例常规超声肝内未见低回声病灶。

鉴别诊断：1. 胆管细胞癌：左叶多见，增强扫描延迟强化趋势，伴临近肝脏萎缩，包膜凹陷，肝内胆管扩张。2. 肝转移癌：实质内多发低回声，周围可见低回声晕环，可发现原发灶。3. 肝血管瘤：实质占位性病灶，呈圆形或椭圆形，内部为中到低回声，增强扫描呈"快进慢出"征，周边向中心渐进性强化。4. 肝细胞性肝癌：肝内低回声，多呈圆形或类圆形，可见假包膜，增强扫描呈"快进快出"征。

📋 病例点评

1. 原发性肝淋巴瘤是一种少见的恶性肿瘤，其病例较少，且发病机制不明确，具体发病原因不清楚。2. 该病多发生在中年男性人群中，以器官移植、获得性免疫综合征、免疫移植或者乙肝、丙肝患者多见。3. 影像学特征没有特异性，因此容易出现误诊的现象。患者无白血病血清学改变，病理诊断是肝脏淋巴瘤的唯一确诊手段。4. 超声检查可以在术前明确分型及累及范围，术后评估治疗效果。5. 对于肝内发现多发低回声病灶时，考虑转移的同时应该考虑肝内淋巴瘤，不能明确诊断时，可以穿刺活检。6. 肝脏淋巴瘤首选化疗，一般应用化疗后，肝内病灶明显消失。

参考文献

1. 许乙凯. 肝胆胰脾影像诊断学. 北京：人民卫生出版社，2006：400 – 403.

2. 刘哲，冯玉泉，李志伟，等. 原发性肝淋巴瘤临床病理特点及治疗（附 5 例报告）. 中华肝胆外科杂志，2002，8（3）：169 – 171.

3. 李章宇，何剑，祝跃明，等. 原发性肝脏淋巴瘤的 CT 表现. 医学影像学杂志，2014，（10）：1762 – 1764.

（黄　崑）

002
肝脾重叠

病例介绍

【病例1】患者女性，54岁。主诉"体检发现脾脏肿物"来诊。超声检查：肝实质回声增强，肝肾对比度增加。脾长径约12.2cm，脾厚约4.4cm。脾脏回声均匀。脾脏面可见高回声，呈三角形，与肝左叶相延续，与脾脏分界较清，随呼吸与脾脏有相对运动，可见彩色血流。超声：脂肪肝超声所见；脾大；脾脏面高回声，考虑为部分肝左叶组织，与脾脏重叠。（图2－1A，图2－1B）

【病例2】患者女性，36岁。主诉"体检发现膈下病变"来诊。超声检查：脾外上方膈下可见等回声，呈月牙形，多角度扫查可见其与肝左叶相连，随呼吸与脾脏有相对运动，可见彩色血流。

超声：脾外上方等回声，考虑为肝脏组织，与脾脏部分重叠。（图2-1C，图2-1D）

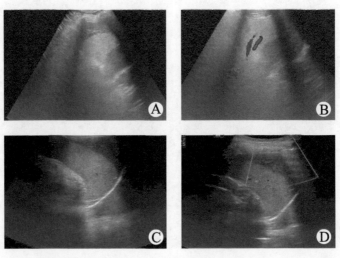

A. 肝与脾重叠部分呈三角形，回声高于脾；B. 肝组织内血流与脾脏内血流不相通；C. 肝脏重叠部分呈月牙形，回声低于脾脏回声；D. 重叠部分肝脏血流与脾脏血流不相通。

图2-1 肝脾重叠

病例分析

肝脾重叠是指部分肝左外叶与脾脏相重叠，患者并无与之相应的临床表现。可见于正常人，也可见于有肝脾疾病的患者。正常肝左外叶左侧边缘可超过左锁骨中线，形态近似三角形，各径线大小个体差异较大。当肝左叶较长时，可与脾脏发生重叠。某些肝脏疾病引起肝脏增大时，肝左叶可以延伸至脾脏的上方或外上方，当脾脏增大向右移位时也可与肝脏发生重叠。

正常肝脾实质脏器的回声均表现为等回声，但是当肝脾发生重叠时，脾外上方的肝脏回声多低于脾脏回声，如病例2所见。但是如果患者存在脂肪肝时，肝脏回声增强，那么重叠部分的肝脏回声可以高于脾脏回声，如病例 1 所见。多囊肝时，重叠的肝组织内可见大小不等的无回声；肝硬化时，重叠的肝组织回声粗糙不均匀，有时可见高回声结节或占位性病变。重叠的肝脾之间界限较清晰，深呼吸时可见肝脾重叠的范围增大，并且重叠的肝左叶与脾之间有相对运动，彩色多普勒显示重叠的肝脾血管互不相通，有着各自的供血系统。

肝脾重叠容易被误诊，如上述两例分别被误诊为脾脏肿物和膈下病变。肝脾重叠还要注意与脾挫伤和脾脓肿鉴别。脾挫伤时，脾被膜下可见片状低回声或无回声，扁长形，呼吸运动及改变体位后，病变区范围无明显变化，并且与肝左叶不相连，病灶内无彩色血流显示。脾脓肿时，脾实质内可见低回声或不清晰的无回声，与脾脏界限清晰，内部回声不均匀。不全液化时可见血流显示，与脾脏内的血供系统关系密切，有时可见明显的相通。

🏥 病例点评

肝脾重叠并非一种疾病，超声医生应该熟悉其声像图特点，正确识别这一图像，避免引起不必要的误诊。扫查时注意变换体位，配合呼吸多角度多切面扫查，仔细观察，发现该组织回声与肝脏一致，与肝左叶相连，可见门脉及肝静脉的管壁结构，与脾脏的血管不相通，随呼吸与脾有相对运动是诊断该现象的要点。因此，对于脾周发现的异常组织回声，要警惕是否为肝脏回声；其次，对于脾周的病变也要仔细扫查，认真判断其来源于脾脏还是肝脏。

参考文献

1. 彭裕文. 局部解剖学（第五版）. 北京：人民卫生出版社，2001：120.

2. 陶春梅，王学梅. 超声对肝脾重叠现象的诊断价值. 中国超声医学杂志，2005，21（10）：767 – 769.

（冯跃琴　陶春梅）

003
肝肉瘤样肝细胞癌

病例介绍

女性患者，34岁。以"间断发热20余天，发现肝脏占位4天"为主诉入院。患者20余天前无诱因出现发热，为间断发热，多于夜间出现，体温最高39.0℃，伴有乏力，厌食等不适，右上腹偶有胀闷不适，无腹痛，无恶心呕吐，无呕血黑便，无尿色加深，无皮肤巩膜黄染，于当地医院行腹部CT检查提示肝右叶占位性病变，为求进一步诊治于我院就诊。

查体：皮肤及巩膜无黄染，腹平软，全腹无压痛，无反跳痛及肌紧张，未触及肿物，肝区无叩击痛，既往无肝炎病史及饮酒史。

超声检查：肝右后叶可见混合回声，范围约：6.6cm×6.3cm×5.5cm，回声不均匀，周边为低回声，中心部为高回声，内还可见多个强光条，边缘及内部可见条状彩色血流显示（图3-1），其左后方可见低回声，大小约：3.1cm×2.9cm×2.8cm，回声不均匀，边缘及内部可见条状彩色血流（图3-2），以上二者边界欠清晰，局部呈融合状，第一肝门部下方及腹部大血管周围可见多个椭圆形低回声，大者约2.92cm×1.77cm。提示肝内实质占位性病变，肝门部及腹后壁淋巴结肿大。肝脏MR平扫＋增强（3.0T）：肝右叶内可见不规则稍长 T_1 稍长 T_2 信号影，边界欠清，较大者大小约6.3cm×5.6cm，增强后动脉期不均匀强化，门脉期及延迟期强化程度减低，边缘强化为著（图3-3）。提示肝右叶占位性病变，恶性不除外。AFP：2.17ng/ml。于全麻下行肝Ⅵ、Ⅶ段切除术，术中肿物位于肝脏Ⅵ、Ⅶ段，大小：7cm×6cm×6cm 和3cm×2.5cm×2.5cm，质地硬，无包膜，黄白色，界限尚清，同时腹主动脉旁、腹腔动脉周围见肿大质硬淋巴结，术后病理：肉瘤样肝细胞肝癌，淋巴结转移（图3-4）。

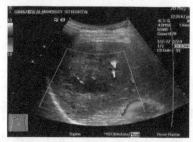

图3-1　肝右后叶可见混合回声，边缘及内部可见条状彩色血流显示

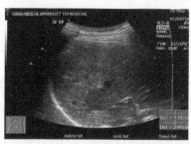

图3-2　肝内见低回声，回声不均匀，边缘及内部可见条状彩色血流

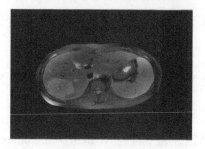

图3-3　肝脏MR平扫＋增强,肝右叶内可见不规则稍长 T_1 稍长 T_2 信号影

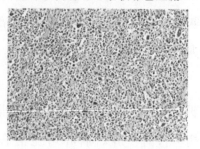

图3-4　术后病理组织表现（HE×20）

病例分析

　　肝肉瘤样肝细胞癌（sarcomatoid hepatocellular carcinoma，SHC）是一种罕见的肝脏恶性上皮性肿瘤，是指肿瘤的部分或全部被肉瘤样纺锤形或类圆形肿瘤细胞替代，也称肝细胞癌肉瘤样变，占肝癌尸检的 3.9% ~ 9.4%，仅占肝细胞癌的 1.4% ~ 9.0%，占肝癌外科手术切除的 1.8%，多为老年男性，年龄常在 60 岁以上，病因不详，可能与病毒感染和肝硬化、术前放化疗及介入治疗有关，也有文献报道和胆管内结石或慢性炎症长期刺激有关，恶性程度高。目前 SHC 治疗的主要手段仍是手术切除，预后很差，1 年生存率几乎为零。其预后主要与肿瘤的大小、分化程度、临床分期、手术切除范围等有关。

　　SHC 的临床特点：常无肝硬化背景及肝脏功能损害，AFP 常不高，临床早期症状主要是腹痛和发热，缺乏特征性，但生长速度快、侵袭力强、临床进展迅速等是其特点。超声图像特点：大部分为单发，少数为多发，病灶直径较大，一般超过 6cm，形态不规则，边界不清楚，内部回声以实性为主，低回声或混合回声多见，多数伴有囊性变，门静脉癌栓少见，多发生肝内或肝外转移。

　　鉴别诊断：本病主要与肝脓肿、巨块型肝癌伴出血及转移性肝癌等鉴别。1. 肝脓肿：细菌性肝脓肿常见，根据感染源、病程的不同阶段及治疗情况图像差异很大，脓肿形成期可见单发或多发以囊性为主的肿块；典型表现呈环征，即脓腔呈低回声、脓肿壁为环状高回声；壁薄厚不等，内缘不平整，外缘清或不清；如腔内出现气体，则表现为狭长的带状强回声；周围可出现水肿区，表现为低回声带。2. 巨块型肝癌：（1）直接征象：显示肝实质内单发或多发肿块，直径一般在 5cm 以上，呈类圆球状或分叶状，肿块回声复杂，可表现为不均匀的低、等、高回声或混合回声，以后两者多见，肿瘤周围常有完整或不完整的环形低回声带，一般与肝实质分界清楚，较大瘤体内可见数个结节融合，向外浸润时，周围的低回声带变得模糊甚至中断，与周围肝组织边界不清。（2）间接征象：多数病例合并有肝硬化声像图表现，门静脉或胆管内癌栓，则在扩张的门静脉内或胆管内见到高回声病灶，肝门、腹腔、腹膜后淋巴结转移，表现为多发增大的低回声淋巴结。且临床上 AFP 多呈阳性。（3）转移性肝癌：表现各异，形态不一，常为多发，可呈弥漫性分布或融合成团块状，瘤体边界清晰而光整，部分瘤体边缘有较宽的低回声晕环形成"靶环"征，多结节相互融合聚集形成"群集"征。内部回声可分为：高回声型、等回声型、低回声型、无回声型及混合回声型，部分肿瘤中心出现不规则的液化无回声区，和整个瘤体形成"同心圆"状，肿瘤表面或实质内出现钙化，同时发现邻近器官转移瘤和（或）查出原发灶。

病例点评

本病例特点：1. 患者年轻女性，近期发热病史及临床表现酷似肝脓肿。2. 患者无肝炎病史，否认饮酒史，无肝硬化或肝损害背景，未发现周围脏器原发灶，多次影像学检查肝内肿物不符合典型原发性肝癌或转移性肝癌表现，但由于该肿物较大，生长迅速，超声图像回声不均，血流丰富，MRI 检查病灶动脉期不均匀强化，门脉期及延迟期强化程度减低，边缘强化为著，仍倾向于恶性占位病变，最终经手术切除治疗后，病理及免疫组化诊断为肝肉瘤样肝细胞癌伴淋巴结转移。

总之，SHC 是一种极为罕见且侵袭性强的恶性肿瘤，其诊断主要依赖病理及免疫组化，影像学并无特异表现，手术仍为治疗该病的首选方案。

参考文献

1. Kamat RN, Waghmare RS. Sarcomatoid hepatocellular carcinoma with bilateral adrenal metastases. J Assoc Physicians India，2013，61（5）：354 – 356.

2. 孙厚坦，滕红，赵威武. 超声诊断肉瘤样肝癌 1 例. 中国医学影像技术，2012，28（9）：1705.

（赵　磊）

004
肝血管周上皮样细胞瘤

病例介绍

患者女性，44岁。以"体检发现肝脏肿物1天"为主诉入院。患者体检时偶然发现肝脏肿物，无发热，二便可，偶便秘，体重略增加。体格检查：神志清楚，发育正常，营养中等，无贫血貌，周身皮肤黏膜无出血点及瘀斑，睑结膜无苍白，巩膜无黄染，周身浅表淋巴结无肿大，腹软，无压痛，无反跳痛，无肌紧张，肝脾肋下未触及，无肝炎病史，否认饮酒史。

辅助检查：AFP：1.58ng/ml。超声所见：肝S5段靠近被膜下可见混合回声，大小约：4.29cm×3.81cm×3.23cm，形态较规则，边界尚清晰，内回声不均匀，高低相间，边缘及内部见条状彩色血流显示，较丰富（图4-1，图4-2）。提示肝内实质占位性病变，不除外肝癌。腹部 CT 平扫＋增强：肝右叶可见片状略低密度影，增强扫描，肝内病变早期明显均匀强化，延迟密度下降。提示肝占位，恶性不能除外（图 4 - 3）。肝脏 MR平扫＋增强：肝右前叶下段可见团块状稍长 T_1 稍长 T_2 信号影，边界尚清楚，大小约为 4.6 cm×3.8 cm，增强扫描动脉期可见斑片样强化，静脉期及延迟后强化程度减低，明显低于肝实质。提示肝右前叶下段恶性占位病变可能大（图 4 - 4）。

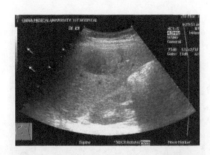

肝 S5 段靠近被膜下可见混合回声，形态较规则，边界尚清晰。

图 4 - 1　肝血管周上皮样细胞瘤二维超声

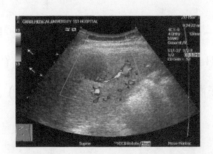

病灶边缘及内部见较丰富彩色血流显示。

图 4 - 2　肝血管周上皮样细胞瘤 CDFI

　　于全麻下行肝脏 S5、S6 段部分切除术，术中肝脏 S6 段可触及一肿物，大小约 5 cm×4 cm×4 cm，灰红色，质软易碎，剖面暗红色，有出血，其内可见黄白色组织，镜下可见：瘤细胞弥漫分布，排列紊乱，细胞大小不等；免疫组化结果：CK（－），Vimentin（＋），CK18（－），CD10（弱＋），CD34（血管＋），

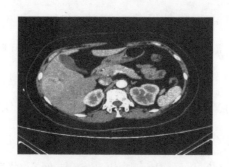

动脉期肝右叶病灶可见强化。

图 4 - 3　肝血管周上皮样细胞瘤腹部增强 CT

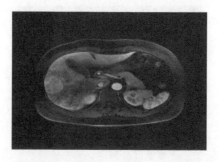

肝右叶病灶呈稍长 T_1 稍长 T_2 信号影。

图 4 - 4　肝血管周上皮样细胞瘤肝脏 MR 增强

P53（浆 + ），Ki - 67（少数 + ），SMA（弱 + ），HMB - 45（ + ），Melan A（ + ），Hepatocyte（肝细胞 + ），CK19（ - ）。病理诊断：（肝肿物）符合肝血管周上皮样细胞瘤（图 4 - 5）。

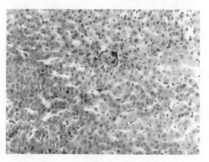

瘤细胞弥漫分布，排列紊乱，细胞大小不等。

图 4 - 5　肝血管周上皮样细胞瘤病理（HE ×20）

病例分析

血管周上皮样细胞瘤（perivascularepithelioidcell tumor，PEComa）特指一类由单一上皮样细胞所构成的血管周细胞肿瘤，属于一种罕见的间叶组织来源的肿瘤，世界卫生组织（WHO）将其定义为在组织学和免疫组织化学上具有血管周上皮样细胞特征的间叶肿瘤。肿瘤由畸形血管、分化不同阶段平滑肌细胞及脂肪组织按不同比例组成，主要可分为上皮样血管肌脂瘤、透明细胞肿瘤、淋巴管肌瘤病及透明细胞黑色素肿瘤。PEComa 病因不明，好发于40～50 岁女性，最常见的发生部位为女性生殖系统，亦可见于其他部位，如泌尿系统、结肠、腹壁、肝脏、肺脏、胰腺、心脏等。

肝脏 PEComa 十分罕见，目前仅见于文献个案报道，患者临床多无明显症状，少数可因病灶较大出现一些压迫症状，如腹胀、腹痛等。本病与乙肝及肝硬化无明显相关性，PEComa 良恶性尚未明确，一般认为多数为良性，但少数也具有恶性特征，肿瘤直径大于5cm 则不能排除恶性，超声图像无特异性，中年女性多发，一般为肝右叶的单发肿物，易误诊为肝癌，且与非典型血管瘤、FNH 及腺瘤等占位病变不易区分。

鉴别诊断：本病主要与肝血管瘤、局灶性增生性结节、腺瘤及肝细胞癌鉴别。

1. 肝血管瘤：是肝脏最常见的良性肿瘤。其中以海绵状血管瘤最多见。声像图特征如下：较小瘤体多为圆球状，肿瘤较大时呈椭圆或不规则形，巨大者向腹腔发展甚至能抵达盆腔。回声类型可分为 4 种：高回声型、低回声型、混合回声型、无回声型。肿瘤边界清晰，低回声型较大血管瘤的周边常为 2～4mm 厚的带状高强回

笔记

声，呈"花瓣状"，较小高回声型肿瘤边界清楚，犹如浮雕，故称之为"浮雕状改变"，瘤体内血流速度较低。

2. 肝脏局灶性结节性增生（focal nodular hyperplasia ofheliver，FNH）是由增生的肝细胞及胆管上皮组成，并有"星型"纤维间隔的无明确包膜的良性类肿瘤病变，常为单发。超声表现：结节多位于肝右叶，呈类圆球状，边界较清，包膜不明显。瘤体实质多为低或等回声，低回声者多分布不均，高回声者多较均匀。病变亦可由数个小结节融合而成，部分可见低回声的条状瘢痕或星状回声。结节的后方回声常有轻微增强，其他非病变的肝组织基本正常。FNH超声造影动脉期可见一动脉彩色血流呈扭曲样进入病灶，并在病灶中央分支呈"开花状"或"轮辐状"分布，离心性增强，门脉和延迟期等增强。频谱多普勒容易测到动脉血流，RI 和 PI 多较低；部分静脉频谱的血流速度较低。

3. 肝细胞腺瘤：多数为单发，有包膜，呈圆球状或类圆球状，大小不定，二维超声表现差别较大，超声造影肝腺瘤动脉期呈高增强类似 FNH，但增强程度不如 FNH。鉴别点在于其为向心性增强，与 FNH 离心性增强不同。

🏥 病例点评

本病例特点：1. 患者中年女性，无任何临床症状，体检发现肝右叶单发肿物。2. 患者无肝炎病史，否认饮酒史，无肝硬化或肝损害背景，甲胎蛋白未升高，未发现周围脏器原发灶，多次影像学检查肝内肿物不符合典型原发性肝癌或转移性肝癌表现，但由于该肿物超声图像回声不均，血流丰富，CT 检查肝内病变早期明显均匀强化，延迟密度下降，MRI 检查病灶增强扫描动脉期可见斑片样强化，静脉期及延迟后强化程度减低，仍倾向于恶性占位病变，最终经手术切除治疗后，病理及免疫组化诊断为肝 PEcoma。肝 PEcoma 是一种极为罕见的肝脏肿瘤，确诊主要依赖病理及免疫组化检查，影像学并无特异表现，目前治疗以根治性手术切除为主，预后较好。

参考文献

1. 张淑红，黄受方，陆鸣，等. 血管周上皮样细胞肿瘤的命名来源、病理诊断及鉴别诊断. 诊断病理学杂志，2008，15（3）：238 – 240.

2. Wu ZS, Han S, Zhu Y, et al. Diagnosis and surgical treatment of hepatic perivascular epithelioid cell carcinoma. Ghin J Dig Surg, 2014, 13（6）: 477 – 479.

（赵　磊）

005
肝包虫病

病例介绍

患者女性，49岁。新疆人。以"间断上腹部疼痛1周"为主诉入院。患者1周前无明显诱因出现右上腹胀痛，伴有食欲减退、恶心及呕吐，无腹泻、发热及体重减轻。查体：皮肤及巩膜黄染，胆囊未触及，Murphy征（＋），肝脏未触及，肝区无叩击痛，未见胃肠型及蠕动波，未见腹壁静脉曲张，腹部未触及明确包块，未触及压痛及反跳痛，未及肌紧张，未及液波震颤、震水音。实验室检查：肝功能：谷丙转氨酶137.8U/L，谷草转氨酶107.8U/L，碱性磷酸酶937U/L，γ-谷氨酰转移酶446.7U/L，白蛋白34.7g/L，白球比1.09，总胆红素134.1μmol/L，直接胆红素88.0μmol/L，间接胆红素46.1μmol/L。血常规：白细胞 6.18×10^9/L，红细胞

笔记

$4.03×10^{12}$/L，血红蛋白124g/L，血小板$271×10^9$/L。超声检查：肝脏回声均匀，被膜光滑。肝内胆囊旁可见无回声，大小8.9cm×7.1cm，形态规则，边界清楚，呈"双层壁"征，无回声内部清晰，无分隔，后方回声增强，其旁相邻胆囊结构呈受压改变，肝内外胆管无明显扩张（图5-1）。提示肝内囊性病变，考虑为肝包虫（单纯囊肿型）。CT平扫＋增强：肝内胆囊旁可见低密度，大小9.2cm×6.5cm，内部CT值9HU，增强后动静脉期均未见强化（图5-2）。提示肝内低密度，考虑为包虫病。患者行手术治疗，术中见肿物位于肝S4、S5段，呈囊性，与网膜、肠系膜、胆囊紧密粘连，行包虫病内囊摘除，外囊切除及胆囊切除术，囊内物为黄色粉皮样物（图5-3）。术后口服阿苯达唑抗包虫治疗。

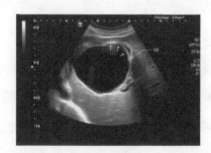

GB：胆囊

图5-1　肝包虫（单纯囊肿型）声像图显示为
"双层壁"结构（箭头）

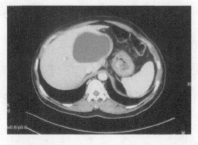

图5-2　肝包虫增强CT图像，病灶呈低密度，无强化

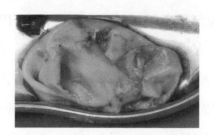

图 5-3　术后标本囊内物为黄色粉皮样物

病例分析

包虫病又称棘球蚴病，是由棘球绦虫的幼虫寄生于人体引起的人畜共患慢性寄生虫病，我国以细粒棘球蚴病（囊型包虫病）和多房棘球蚴病（泡型包虫病）为主，好发于西北部的牧业、半农半牧地区，包括新疆、青海、宁夏、内蒙古、西藏、四川和云南等地。细粒棘球蚴的中间宿主主要为羊和牛，终末宿主依次为犬、狼和狐狸；多房棘球蚴的中间宿主主要为鼠类，终末宿主依次为狐狸、犬、狼、獾和猫。中间宿主因食用了终宿主排出的含有虫卵的粪便或粪便污染的食物、水源而受到感染，终宿主又因吞食了中间宿主受感染的内脏而发病，如此形成循环链。家犬和狐狸等野生动物是人的主要传染源。犬因食入病畜内脏而感染，病犬排出的虫卵，污染牧场、水源等自然环境及羊毛等畜产品。人类普遍易感染，人由于与家犬接触，或食入被虫卵污染的水、蔬菜或其他食物而感染，另外，许多人在放牧、剪毛、挤奶、皮毛加工等过程中接触虫卵后误食感染。虫卵被吞入后，经胃液和胆汁作用后脱壳，孵化发育成六钩蚴并进入肠壁微小血管壁，经门静脉血流进入肝脏，大多数六钩蚴进一步发育成虫，少数六钩蚴继续经体循环到达肺、腹腔、肾、脑、

笔记

脾脏、骨髓等全身其他器官而致病。细粒棘球绦虫发病于肝脏占60%~70%，而多房棘球绦虫几乎全部发病于肝脏。病理上，包虫囊肿的囊壁分为内囊和外囊，内囊为包虫的本体生发层及分泌物，而外囊为机体发生一系列免疫反应所形成的纤维包膜。肝囊性包虫患者多无临床症状，压迫周围组织或诱发感染时才出现相应的临床表现。

囊性包虫病超声表现可有多种类型：1. 单纯囊肿型：肝内单发或多发无回声，圆形或类圆形，边界清楚，囊壁光滑、完整，呈"双层壁"征（图5-1），后方回声增强。部分可见囊砂（头节），呈细颗粒状沉积于后壁，随体位改变可见漂浮移动，呈"落雪"样。2. 内囊塌陷型：内囊部分或完全破裂，漂浮于囊液中，为卷曲的带状高回声，呈"水中百合花"征（图5-4）。3. 多子囊型：大的母囊内见多发小的子囊，各有囊壁，形成特有的"囊中囊"现象，子囊大小不等，形态不一，呈"车轮状"或"蜂窝状"分布（图5-5）。4. 坏死实变型：囊肿内囊液被吸收，由大量变性坏死的胶泥样囊皮充填。声像图表现为实性不均匀回声包块，有的呈"大脑沟回"样改变（图5-6）。5. 钙化型：包虫囊肿内充满干酪样物质，囊壁钙化，显示为半环状、蛋壳样或斑块状强回声，后方伴声影（图5-7）。

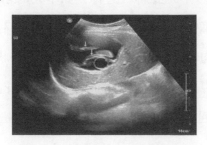

图5-4　肝包虫（内囊塌陷型）
显示塌陷的内囊（箭头示）

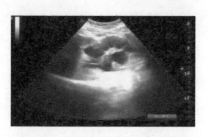

图5-5　肝包虫（多子囊型）

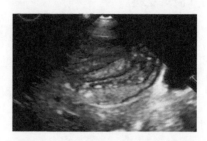

图5-6　肝包虫（坏死实变型）

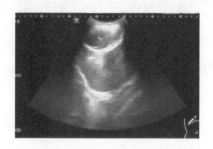

图5-7　肝包虫（钙化型）

　　肝泡状棘球蚴病为少见类型，但预后差，有侵袭性，可造成肝脏的不可逆损伤，有"虫癌"之称，如不及时治疗，10年病死率可高达93%。声像图表现为实性高回声，形态不规则，边界不清晰，内部回声不均匀，可有多发的点状、小结节状及小环状强回声钙化，后方伴有声影，可呈瀑布样。病变易向肝门区汇聚，压迫、侵犯胆道系统引起肝内胆管扩张。彩色多普勒超声病灶内无血流信号。

病例点评

肝包虫是我国西北部地区的常见疾病。超声是目前公认的诊断肝包虫囊肿的首选方法，准确率可高达89%。其有许多特征性的超声表现，如"双层壁"征、"水中百合花"征、"囊中囊"现象、"大脑沟回"征都为本病的确诊提供了丰富的依据。但在本病的少发地带易被误诊为单纯囊肿或实性肿瘤，不过只要对本病有所认识，结合牧区的生活史，多不难做出诊断。实变型、泡型包虫病则要与肝癌进行鉴别，实变型病变内的"大脑沟回"样表现，伴有钙化、声影，泡型肝包虫病内的散在钙化伴瀑布样声影，内部无血流信号都是二者与肝癌进行鉴别诊断的重要特征，同时应结合流行病学、临床表现及相关的实验室检查明确诊断。

参考文献

1. 温浩，徐明谦. 实用包虫病学. 北京：科学出版社，2007：6 - 37.

2. 穆玉明. 临床超声医学. 北京：人民卫生出版社，2012：136 - 139.

3. 段宗文，王金锐. 临床超声医学. 北京：科学技术文献出版社，2017：1018 - 1021.

（张云飞）

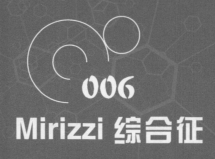

006
Mirizzi 综合征

病例介绍

患者男性，37 岁。主诉"上腹绞痛 45 天，皮肤巩膜黄染伴瘙痒 10 余天"来诊。45 天前患者突发上腹绞痛伴恶心、呕吐，当地检查发现"胆囊结石"，保守治疗后症状缓解，10 余天前皮肤巩膜黄染，伴尿色加深，大便颜色变浅，皮肤瘙痒，转来我院。

查体：皮肤及巩膜黄染，周身皮肤可见抓痕，腹平软，全腹无压痛，无反跳痛及肌紧张，未触及肿物，肝脾肋下未触及，Murphy 征（－）肝区无叩击痛。

超声检查：肝脏呈脂肪肝超声所见，胆囊肿大，大小约 10.3cm × 5.5cm，壁厚 0.4cm，胆囊内壁欠光滑，胆囊颈部可见强回声团，大小 3.1cm × 2.4cm（图 6 - 1A），后方有声影，体位改变未见移

笔记

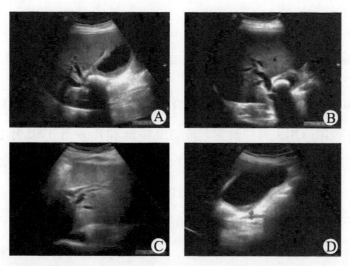

A. 胆囊颈部结石，胆囊壁增厚；B. 右叶肝内胆管扩张；C. 左叶肝内胆管扩张；D. 胆总管无扩张。

图6-1 Mirizzi 综合征

动。胆囊内不清晰，充满絮状点状低回声及彗尾状强回声。肝内胆管扩张，右肝管内径 0.46cm，左肝管内径 0.68cm（图6-1B，图6-1C），胆总管内径 0.7cm，无扩张（图6-1D）。超声提示脂肪肝，胆囊颈部结石嵌顿，胆囊增大，肝内胆管扩张，Mirizzi 综合征不除外。

其他检查： 1. MR 示胆囊增大，肝门区胆囊颈部充盈缺损，大小 2.3cm×2.7cm，边缘较光整，邻近胆总管受压变窄，肝门区胆管及肝内胆管扩张，胆总管下段未见异常扩张及充盈缺损。胰管未见异常。提示胆囊结石，肝内胆管扩张。2. 增强 CT 示肝内胆管扩张，胆囊增大，胆囊壁增厚，其内可见结节样略高密度影，胆囊周围肠系膜密度增高，可见索条影。提示胆囊结石？胆囊炎，伴肝内胆管扩张。

患者于全麻下行胆囊切除术，术后诊断：胆囊结石，慢性胆囊炎，Mirizzi 综合征。

病例分析

　　Mirizzi 综合征指胆囊管或胆囊颈结石嵌顿引起肝总管或胆总管外压性梗阻或相关炎性改变。最初由 Kehr 和 Ruge 于 1905 年首先描述，直到 1948 年 Mirizzi 详细阐述后命名为 Mirizzi 综合征。本病是慢性胆囊结石的罕见并发症，病理是由慢性结石引起的胆总管炎症、纤维化导致狭窄，通常结石嵌顿在胆囊颈、胆囊管或胆囊管残端。由于慢性炎症和溃疡的存在，也可形成胆囊胆管瘘，甚至胆肠瘘。常见临床表现为反复发作的黄疸和胆管炎，可有肝功异常，AST 或 ALT 升高，右上腹痛、发热、恶心、呕吐、腹泻及便秘等。与胆道肿瘤不易鉴别，常常误诊。在胆囊结石有症状手术患者中占 2%。

　　根据临床病理特点，Mirizzi 综合征可以分为以下五型：Ⅰ型：胆总管受压。包括两种分型：Ⅰa 型：胆囊管长，与胆总管平行排列；Ⅰb 型：短胆囊管。Ⅱ型：伴胆囊胆管瘘，直径 <1/3 胆总管。包括两种分型：Ⅱa 型：胆囊胆管瘘周长 <50% 胆总管；Ⅱb 型：胆囊胆管瘘周长 >50% 胆总管。Ⅲ型：胆囊胆管瘘，直径达 2/3 胆总管，或Ⅲ型胆囊胆管瘘伴胆肠瘘。包括两种分型：Ⅲa 型：不伴胆石性肠梗阻；Ⅲb 型：伴胆石性肠梗阻。Ⅳ型：胆总管壁完全受累。Ⅴ型：形成胆肠瘘。包括两种分型：Ⅴa 型：不伴胆石性肠梗阻；Ⅴb 型：伴胆石性肠梗阻。常见的是Ⅰ型和Ⅱ型。

　　Mirizzi 综合征胆囊切除术时诊断率为 0.06% ~ 5.70%，ERCP 诊断率为 1.07%。解剖学易感因素包括胆囊管长，与胆总管平行排列，低位汇合入胆管树，胆囊萎缩，结石位于胆囊颈部或 Hartmann 袋，有时粘连在囊壁上，胆囊管倾斜，胆管变异等。胆囊切除术后胆囊残端有时也发生本病。

笔记

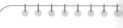
超声是首选的常规检查方法，ERCP 诊断最佳，其次为 MRCP，CT 用于排除肿瘤。术前诊断率 18%～62%，MRCP 和 ERCP 联合应用诊断率可达 85.9%。

文献报道超声诊断 Mirizzi 综合征的准确率为 29.0%～77.8%，敏感性为 8.3%，特异性为 27%。超声可以发现胆囊结石，胆囊炎，并发现 Mirizzi 综合征的征象，如萎缩的胆囊，肝总管扩张，远端胆总管正常，或急性胆囊炎造成的胆囊肿大。

超声发现位于胆囊颈部的结石，应嘱患者改变体位，观察结石的移动性，如结石嵌顿合并肝内胆管、左右肝管、肝总管扩张，应想到本病的可能。有条件可行 ERCP 或 MRCP 检查，以明确诊断。

CT 对胆道梗阻性病变的诊断非常有效，本病主要用于与胆道肿瘤的鉴别，也用于肝门部和肝内浸润的鉴别。特别是合并胆囊胆管瘘，胆管和胆囊颈部超声回声减低，分界不清，容易误诊为肿瘤，更应结合 CT 鉴别。MRCP 不仅可显示胆道梗阻情况，还可观察解剖结构，有助于 Mirizzi 综合征的术前诊断。

治疗上推荐手术治疗 Mirizzi 综合征。由于术前很难判断是否存在胆囊胆管瘘，且手术容易合并胆道损伤，中转开腹，因此腹腔镜手术不作为本病治疗的首选。

病例点评

本例上腹部绞痛，伴恶心、呕吐，黄疸，结合超声、CT、MRI 检查，明确胆囊颈部结石致肝总管梗阻，胆囊慢性炎症，Mirizzi 综合征。超声诊断作为首选检查，注意梗阻位于高位，胆囊结石位于颈部，体位改变不移动，胆囊肿大，肝内胆管扩张，胆总管无扩张，提示了本病。如胆囊颈部梗阻，胆囊充盈不良，胆囊不增大，

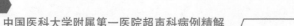

位于颈部的结石有时不易判断是否嵌顿，如患者没有急性炎症，可进行脂餐试验，通过观察胆囊收缩功能来鉴别。当本病病程较长，合并胆囊胆管瘘时，常被误诊为肝门部胆管肿瘤，应结合病史，CT增强检查等加以鉴别。

参考文献

1. Chen H，Siwo EA，Khu M，et al. Current trends in the management of Mirizzi Syndrome：A review of literature. Medicine（Baltimore），2018，97（4）：e9691.

2. 易滨，张柏和，吴孟超，等 . Mirizzi 综合征 15 例的术前诊断分析 . 中华普通外科杂志，2001，16（3）：147－149.

（刘艳君）

007

胰腺导管内乳头状
黏液瘤癌变

病例介绍

　　患者男性，61岁。一年前无明显诱因发现上腹部肿物，质韧，伴上腹部饱胀不适，无压痛。近来肿物逐渐增大，大小约10.0cm×8.0cm，无明显诱因出现尿色加深，浓茶色，为求进一步治疗来我院。

　　超声所见：肝门部可见囊实混合性回声，大小约11.3cm×7.7cm，实性部分呈结节样凸起，其内可见点条样血流，肝总管内径约1.91cm，右肝管内径约0.9cm，左肝管内径约0.9cm，胰管内径约0.6cm。提示肝门部囊实混合回声肿块，胰腺来源可能大，肝内外胆管扩张，胰管扩张（图7-1）。

　　其他影像学检查：增强CT：胰头可见囊实混杂密度肿块影，

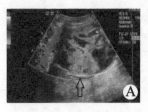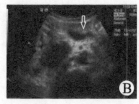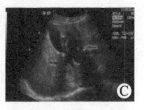

A. 胰头区可见囊实混合回声肿块，实性部分呈菜花样凸起，其内见点条样血流；B. 胰管扩张；C. 肝内胆管扩张。

图7-1　胰腺导管内乳头状黏液瘤癌变超声

大小约9.4cm×6.5cm，其内可见分隔，增强扫描实性部分及分隔见明显强化；远端胰管扩张，肿块与胰管相通，胰腺体尾部体积缩小，肝内外胆管明显扩张。提示胰头囊实性占位病变，性质待定，肝内胆管扩张，胰管扩张（图7-2）。MRCP：肝内外胆管明显扩张，胆总管旁可见囊实混杂信号肿块影，大小约10.8cm×9.1cm，胰腺体尾部体积减小，胰管扩张，肿物与胰管相通。提示胆总管旁囊实性占位病变，胰腺来源可能性大，胰头区导管内乳头状黏液瘤不除外，肝内外胆管扩张，胰管扩张（图7-3）。

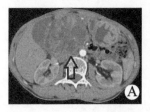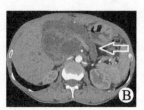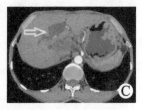

A. 胰头区可见囊实混杂密度肿块，内见分隔，实性部分及分隔见明显强化；B. 胰管扩张，肿块与胰管相通；C. 肝内胆管扩张。

图7-2　胰腺导管内乳头状黏液瘤癌变增强CT

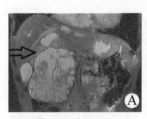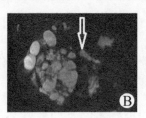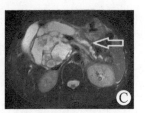

A. 胰头区可见囊实混杂信号肿块，肝内胆管扩张；B. 胰管扩张；C. 肿块与胰管相通，胰尾部萎缩。

图7-3　胰腺导管内乳头状黏液瘤癌变MRI

患者于我院行胰十二指肠切除术，于肠系膜上动脉左侧约3cm处切断胰腺，切除的肿物大小约10.0cm×9.0cm，局部与门静脉、肠系膜上静脉关系密切，与后方下腔静脉和腹主动脉界限清晰；后行胰管黏膜－空肠黏膜吻合，距胰肠吻合口约6cm处行肝总管空肠吻合，距胆肠吻合口约40cm处行结肠胃空肠吻合。术后剖开切除的胰头肿物（图7-4），可见肿物呈囊实性，内有多个囊腔，囊内可见大量黏液，内有菜花样肿物，胰头肿物与主胰管相通。病理诊断：胰头导管内乳头状黏液性肿瘤，癌变（中分化腺癌）（图7-5），（胰管近端、远端及门静脉壁、肠系膜上静脉壁）慢性炎症，无血管和淋巴结侵犯。由于患者有先天性心脏病，房间隔缺损，肺动脉瓣狭窄，术后进入ICU观察，病情稳定后顺利出院。

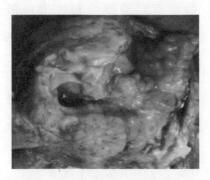

图7-4 术后标本剖开肿物，内呈菜花样，伴有较多黏液

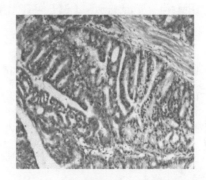

图7-5 胰腺导管内乳头状黏液性肿瘤（中分化腺癌）（HE×100）

病例分析

胰腺导管内乳头状黏液肿瘤（intraductal papillary mucinous neoplasm，IPMN）是发病率极低的一类胰腺肿瘤，占胰腺肿瘤的1%～2%，近年来逐渐被大家所认识，一般在无症状的患者中偶然发现。于1982年由日本内镜专家Ohhashi首次报道，他将这种肿瘤

笔记

描述为主胰管不同程度的扩张，导管内常伴大量黏液聚积，进而导致胰管扩张。由于早期学者对 IPMN 的认识不充分，曾经对其有过不同命名，如黏液性导管扩张、乳头状腺瘤、乳头状肿瘤（癌）、胰腺黏液性导管扩张肿瘤等。1996 年 WHO 根据肿瘤的形态学及组织病理学特点为其统一命名 IPMN，定义为一种导管内的乳头状黏液瘤。

IPMN 好发于老年人，常见于 60~70 岁，男性发病多于女性。IPMN 患者发病较隐匿，大部分患者无显著的临床症状。最常见的症状有体重降低、腹痛、脂肪泻、乏力，糖尿病及胰腺炎相关症状。另外，由于较大的占位压迫胆总管也会引起梗阻性黄疸。

IPMN 分为主胰管型（MD – IPMN）、分支胰管型（BD – IPMN）及混合型（MT – IPMN）。肿瘤可局限性生长，也可沿主胰管或分支胰管蔓延，导致相邻的主胰管或分支胰管进行性扩张。扩张的导管内分泌大量黏液，位于胰头及钩突区的肿瘤可突入十二指肠，使黏液从扩大的十二指肠乳头流入肠腔。显微镜下可见肿瘤内有无数的小乳头，表面覆以柱状上皮，上皮分化程度差异较大，可从不典型增生到乳头状腺瘤或腺癌，也可混合存在。

超声、CT 和 MRI（包括 MRCP）检查：MD – IPMN：在除外梗阻等情况下，主胰管部分或弥漫性扩张 >5mm 时即可诊断，部分患者扩张的胰管可见附壁结节，胰腺实质常合并萎缩；BD – IPMN：大多位于胰头及钩突部，单房或多房囊性肿块影，其内可见分隔及壁结节，可见血流及明显强化，主胰管可与囊性肿块相通；MT – IPMN：表现为胰分支胰管扩张或多房囊性肿块合并主胰管扩张。大量的研究结果表明，MD – IPMN 及 MT – IPMN 的患者具有较高的恶变可能，无论是否有临床症状，都应积极手术切除。BD –

IPMN 伴有一些良性的生物学特征，特别是肿瘤较小、无明显临床症状且囊壁薄不伴附壁结节者，可在密切观察下行保守治疗。当肿瘤 > 3cm、附壁结节 > 10mm、主胰管扩张 > 10mm 时，应高度警惕为恶性 IPMN，应积极手术治疗。预后较胰头癌及壶腹癌好。

IPMN 与其他胰腺囊性病变的鉴别诊断：

IPMN 可引起胰腺炎表现，使其与慢性胰腺炎导致的胰管扩张和假性囊肿形成鉴别有一定的困难，若出现附壁结节突入十二指肠腔则有助于 IPMN 的诊断，而慢性胰腺炎引起的胰管扩张呈串珠状，并可见粗大钙化，这在 IPMN 罕见。

黏液性囊腺瘤亦可见壁结节及分隔，但其多位于体尾部，中年女性好发，多为单一大囊或几个大囊组成的卵圆形肿块，不伴主胰管扩张。IPMN 好发于老年男性，多位于胰头及钩突部，主胰管不同程度扩张，二者鉴别不难。

浆液性囊腺瘤虽亦可呈多发微囊样表现，但其好发于中老年女性，且中心可见星状纤维瘢痕及放射状钙化，囊壁可呈"蛋壳"样钙化，可与 IPMN 鉴别。

胰腺实性假乳头状瘤主要发生于 40 岁以下女性，通常表现为非分叶状的边界清楚的肿块，不与胰管相通，而 IPMN 好发于老年男性，与胰管相通。

📋 病例点评

1. 该患者为老年男性，是 IPMN 的好发人群。

2. 该患者影像学检查可见胰头区囊实性占位肿块达 10cm 左右，实性结节部分有血流，可强化，伴主胰管扩张达 6mm，且远端胰腺萎缩，这都是 IPMN 恶变的高危因素。

3. 该患者病理诊断为胰头 IPMN 伴癌变（胰管近端、远端及门静脉壁、肠系膜上静脉壁）慢性炎症，无血管和淋巴结侵犯，胰十二指肠切除术是治疗本病最合理有效的手术方式。由于患者有先天性心脏病，房间隔缺损，肺动脉狭窄等疾病，所以术后入 ICU 观察生命体征，康复出院后需要定期复查。

4. 定期超声检查可发现早期的胰腺占位病变，早诊断、早治疗可提高 IPMN 预后疗效。

参考文献

1. Tanaka M, Chari S, Adsay V, et al. International Consensus Guidelines for Management of Intraductal Papillary Mucinous Neoplasms and Mucinous Cystic Neoplasms of the Pancreas. Pancreatology, 2006, 6 (1 - 2)：17 - 32.

2. Ingkakul T, Sadakari Y, Ienaga J, et al. Predictors of the presence of concomitant invasive ductal carcinoma in intraductal papillary mucinous neoplasm of the pancreas. Ann Surg, 2010, 251 (1)：70 - 75.

3. Pelaez - Luna M, Chari ST, Smyrk TC, et al. Do Consensus Indications for Resection in Branch Duct Intraductal Papillary Mucinous Neoplasm Predict Malignancy? A Study of 147 Patients. Am J Gastroenterol, 2007, 102 (8)：1759 - 1764.

4. Sugiyama M, Izumisato Y, Abe N, et al. Predictive factors for malignancy in intraductal papillary - mucinous tumours of the pancreas. Br J Surg, 2003, 90 (10)：1244 - 1249.

（杨　彤　刘艳君）

008
十二指肠间质瘤

病例介绍

患者女性，62岁。体检发现右腹肿物1月余，诉有腹胀，余无特殊不适，生命体征平稳，体格检查无明显异常。

腹部CT平扫＋增强提示"胰腺钩突囊实性占位性病变，考虑囊腺性肿瘤"。

超声检查：胰腺形态大小正常，回声均匀，胰管无扩张。右中腹部右肾前下方、胰腺钩突部下方可见囊实混合性回声，大小约8.86cm×5.61cm×6.72cm，轮廓清楚，形态较规则，以囊性为主，囊腔大小约5.93cm×4.28cm，有分隔，其内欠清晰，周边为实性，较厚处约2.31cm，周边厚壁上、分隔上可见较丰富彩色血流，体位改变可见移动。提示右中腹部囊实混合性占位性病变，肠系膜来源？

术后病理：（十二指肠）间质瘤（直径 10cm，核分裂 10/50HPF，高危险度）（图 8 - 1）。

病例分析

胃肠道间质瘤是起源于胃肠道间质细胞的非定向分化肿瘤，最常发生于胃和小肠，发生于十二指肠者较少，据报道仅占胃肠道间质瘤的 4.5%。十二指肠间质瘤多见于 40 岁以上的中老年人，无明显性别差异，临床症状无特异性，可有腹痛、腹胀、便血及肠梗阻相关表现，部分患者无不适，仅于体检中偶然发现。

十二指肠间质瘤来源于肠道肌层，最常发生于十二指肠降段和水平段，肿瘤呈圆形或分叶状，切面实性，出血、坏死多见，亦可发生囊性变。镜检：良性者瘤细胞梭形，纤细，细波浪状弯曲，细胞密度低，瘤细胞团巢样结构明显，多呈交叉束状排列，部分区域瘤细胞呈典型的栅栏状排列；恶性者瘤细胞异型明显，细胞密度高，黏膜下到肿瘤深部，良恶性肿瘤细胞有移行现象。病理学根据肿瘤直径大小及高倍视野（High power field，HPF）核分裂象多少，对其侵袭行为分为 4 类：极低度危险（<2cm，<5/50HPF）、低度危险（2 ~ 5cm，<5/50HPF）、中度危险（<5cm，6 ~ 10/50HPF 或 5 ~ 10cm，<5/50HPF）、高度危险（>5cm，>5/50HPF 或 >10cm 或 >10/50HPF）。

超声表现：多于右肾门内侧发现实质性肿物，与十二指肠肠壁关系密切。良性者呈无回声或低回声，内部回声均匀，边界清晰，形态规则，血流信号丰富；恶性者体积较大，形态不规则，常呈混合性回声，内部回声不均匀，囊腔内多充满絮状回声，实性部分内

笔记

见丰富血流信号，可偶尔伴有周围淋巴结肿大及远处器官转移。

鉴别诊断：1. 十二指肠腺癌：低回声肿物，边界不清晰，肠壁多增厚，常伴发低位胆道梗阻，肿瘤内多无血流信号。2. 胰腺肿物：较大的十二指肠间质瘤可与胰腺相邻，易误诊为胰腺肿物。适当改变体位及饮水后再检查有助于肿物位置的判断，饮水后肿物随十二指肠发生同步运动是其来源于十二指肠的有力依据。此外若为胰头癌，肝内外胆管的扩张及梗阻性黄疸的相关表现有助于与十二指肠间质瘤相鉴别。

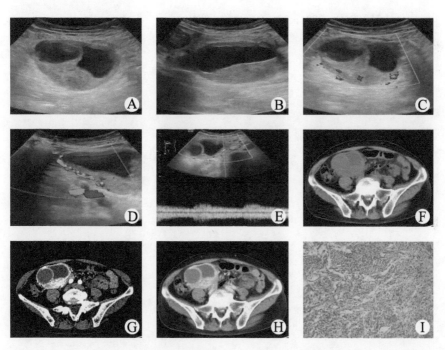

　　A，B，C，D，E. 右腹肿物声像图；F，G，H. 右腹肿物 CT 平扫及增强图像；I. 术后病理（HE×100）。

图 8-1　十二指肠间质瘤

病例点评

　　十二指肠间质瘤临床少见，目前尚无特异性诊断方法，需最终依靠组织病理学及免疫组化检查来确诊。超声检查与上消化道造影、腹部 CT、肠镜等是十二指肠间质瘤的重要影像学检查方法，相比之下，超声检查可有效评估肿物血流信号，实时动态判断肿物形态、位置等，从而有助于十二指肠间质瘤的诊断。此外，超声造影、超声内镜及超声引导下肿物穿刺活检可提供更加丰富、有效的诊断信息。

参考文献

1. 孙灿辉，李子平，孟悛非，等 . CT 和超声内镜诊断胃肠道间质瘤的价值分析 . 中华放射学杂志，2004，38（2）：197 – 201.

（黄琨博　刘艳君）

009
胃神经鞘瘤

病例介绍

患者女性，60岁。以"腹胀两个月"为主诉入院。患者于2个月前无明显诱因出现间断性上腹部胀痛，进食后加剧。近20日来腹胀加剧，持续不缓解，无反酸、嗳气，无腹痛，无恶心、呕吐等。体格检查：上腹部可扪及一肿物，触之不痛，质韧，活动度可。

超声检查： 胃窦部后壁肌层可见混合性回声，范围约 6.0cm×4.4cm×5.5cm，以实性低回声为主，内可见无回声区，无回声大者约 1.5cm×1.1cm（图 9-1），整体边界较清晰，黏膜下层及浆膜层次清晰，连续性完整，其内及边缘见点条样血流，边缘较丰富（图 9-2），肝胃韧带增厚，厚度约 1.6cm，内可见两个低回声，大者约2.0cm×0.9cm，小者约1.0cm×0.7cm（图9-3）。提示胃窦部后壁混合性病变，以实性为主，边界清晰，胃壁层次清晰，考虑间质瘤可能性大；肝胃韧带增厚，其内淋巴结肿大，注意间质瘤恶变倾向。

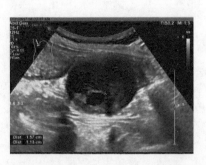

胃窦部后壁肌层可见混合性回声，以实性低回声为主。

图9-1　胃神经鞘瘤二维超声

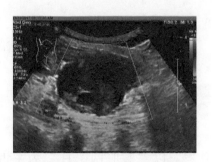

病灶边缘内部可见彩色血流。

图9-2　胃神经鞘瘤CDFI

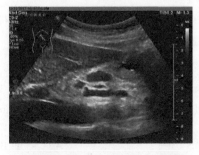

肝胃韧带增厚，内可见两个低回声。

图9-3　腹腔淋巴结二维超声

胃三维超声内镜检查术：胃底体交界大弯侧偏后壁可见巨大隆起，于隆起处观察，可见椭圆形低回声区，切面大小约5.1cm×4.2cm，内部以低回声为主，混有片状无回声。病变边缘与胃壁第4层低回声带相延续，病变边界清楚，完整，所见切面内未见中断。病变向壁外生长为主。彩色多普勒显示，病变内血供丰富。于胃体小弯侧，相当于肝脏、胰腺与胃壁之间可见多个大小不等低回声结节，较大者切面大小约1.7cm×0.8cm。提示胃黏膜下隆起，考虑间质瘤可能性大（起源于固有肌层，胃体小弯侧多发肿大淋巴结）（图9-4，图9-5）。

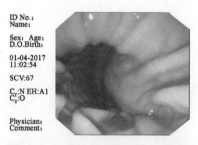

胃底体交界大弯侧偏后壁可见巨大隆起。

图9-4　胃神经鞘瘤胃镜所见

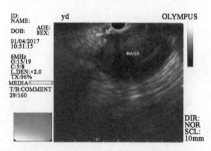

显示病变边缘与胃壁固有肌层相延续，病变边界清楚，完整。MP：固有肌层；MASS：肿物。

图9-5　胃神经鞘瘤超声内镜

胃增强3D-CT：胃窦部胃小弯侧胃壁见软组织密度影，病变境界较清晰，向外生长，大小约6.1cm×1.9cm，其内可见斑片状低密度影，实性部分 CT 值约 34HU，增强扫描动脉期 CT 值约 63HU，门脉期 CT 值约 78HU，大网膜可见强化结节影，大者直径约 1.2cm。提示胃窦部胃小弯侧占位性病变，间质瘤可能大。

于全麻下行根治性胃远端大部切除术，毕 I 式胃肠吻合术，术中于胃角后壁发现一圆形肿物，大小约 7cm×5cm×4.5cm，胃黏膜面光滑，伴胃周多发淋巴结肿大，术中病理：胃间质瘤（考虑交界性）（图 9-6），淋巴结未见转移；免疫组化结果：CK（-），Vim（+），S-100（+），SMA（-），Desmin（-），CD117（-），Dog-1（-），CD34（-），ki-67（约 5% +）。病理诊断：胃神经纤维鞘瘤。

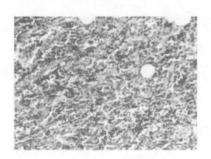

图 9-6 神经鞘瘤术后病理（HE×40）

病例分析

胃神经鞘瘤起源于胃壁神经丛的雪旺氏细胞，主要由神经鞘膜增生形成，临床病理属于胃肠道间叶源性肿瘤，是一种消化道黏膜下隆起性病变，好发于头颈、四肢、脊柱等较大神经干，而发生在胃中的很罕见，只占消化道肿瘤的 0.2%，目前对其研究国内外多以个案报道为主，影像学研究较少。临床好发于男性，40 岁以上多发，其好发部位主要在胃体，其次是胃窦及胃底。该肿瘤初期生长缓慢，常无明显症状，随着肿瘤逐渐生长可以出现上腹部胀痛、腹部肿块、消化道出血、呕血、黑便等症状，若肿瘤发生于胃窦及幽门区或生长较大，也可以引起幽门梗阻。胃神经鞘瘤良性多于恶性，但病变生长情况及术后随访显示胃神经鞘瘤有恶变可能。因此不论其良性或者恶性，一经诊断，应手术切除。胃神经鞘瘤的手术包括内镜下相关治疗、腹腔镜手术及开腹探查。故术前很有必要明确肿瘤的位置、大小、数目及与邻近组织器官的关系。

鉴别诊断：1. 胃间质瘤：间质瘤是胃肠道间叶源性肿瘤中最为常见的类型，二者在形态、生长方式、图像表现上非常相似。胃间质瘤较神经鞘瘤常见，恶性间质瘤较神经鞘瘤更易出现出血、坏死、囊变及钙化，而偏良性胃间质瘤与胃神经鞘瘤的鉴别更加困难，多在病灶大小上考虑，一般直径 >5cm 者考虑为胃神经鞘瘤，<5cm 者为良性胃间质瘤。2. 胃癌：胃癌主要向腔内突起，形态上不规则，多伴有溃疡、糜烂及出血，内部易发生坏死、液化，淋巴结转移及远处转移常见，临床上多有渐进性的消瘦贫血，而胃神经鞘瘤多为良性，内部均匀一致，病程长，即使为恶性，远处转移的可能性也不大。3. 胃平滑肌瘤：多为良性，最难与胃神经鞘瘤相鉴别，好发于胃大小弯侧近胃底部，直径大小为 3～5cm，呈圆形或类圆形，囊变少见。4. 胃外肿瘤：主要与突出胃腔外的神经鞘瘤鉴别，如腹膜后肿瘤、神经母细胞瘤、淋巴管瘤等。

病例点评

胃神经鞘瘤临床罕见，术前诊断困难，分析本病例误诊原因，主要有以下几点：1. 发生于老年女性；2. 临床表现缺乏特异性；3. 超声检查下表现为起源于胃窦部后壁固有肌层的低回声均质肿块，多考虑相对多见的胃平滑肌瘤或胃间质瘤，而忽略神经源性肿瘤可能，同时伴有胃周多发肿大淋巴结，最终考虑为恶性间质瘤。因此超声医生对来源于胃壁的低回声肿物，如伴有出血、坏死、囊性变、钙化且胃壁周围淋巴结肿大及脏器转移征象者应考虑胃神经鞘瘤的可能，可在一定程度上避免误诊且有助于更好地制定治疗方案。

参考文献

1. 贾国葆，周艳，吴亮，等. 食管间叶源性肿瘤的胃镜、超声内镜、免疫组织化学和临床病理特征. 中华消化杂志，2013，33（8）：507－512.

（赵　磊）

010
黄色肉芽肿性肾盂肾炎

病例介绍

【病例1】患者女性，31岁。因"右侧腰痛伴肉眼血尿1周"入院。患者全程肉眼血尿，含血凝块，伴发热，无尿频、尿急、尿痛、排尿困难。超声检查：右肾实质中心部可见低回声，突向肾窦内，回声不均，内见星点状血流。超声提示右肾实质中心部低回声，占位性病变不除外（图10-1A）。肾脏CT增强：右肾轮廓稍示增大，不规整，增强扫描动脉期肾窦见一软组织密度影，境界清晰，其内密度不均，提示右肾占位（图10-1B）。行腹腔镜下右肾根治性切除术，术中见肿瘤位于右肾中部靠近肾门及肾窦组织，包膜不明显，标本切面呈黄色，中间可见黄色小结节。病理诊断：黄色肉芽肿性肾盂肾炎（图10-1C）。

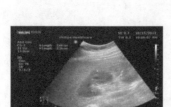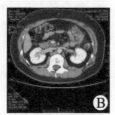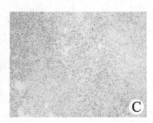

　　A. 超声显示右肾实质中心部可见低回声，突向肾窦内；B. 增强 CT 示右肾窦一软组织密度影；C. 病理黄色肉芽肿性肾盂肾炎。

图 10-1　局灶型黄色肉芽肿性肾盂肾炎

　　【病例2】患者女性，48 岁。右侧腰部钝痛 1 年，偶伴肉眼血尿，右侧腰部钝痛加重 20 天来诊。超声检查：右肾体积增大，正常结构消失，内充满大小不等的无回声区，彼此相通，有分隔，内欠清晰，可见点状回声；右肾盂输尿管连接处可见强回声。超声提示右肾重度积液，右肾盂输尿管连接处结石（图 10-2A）。泌尿系增强 CT：右肾形态增大，皮质变薄，右肾下极肾盏边缘及右侧输尿管上段见结节状高密度影，其上肾盂输尿管扩张积液（图 10-2B）。行经腰右肾切除术，术中见右肾周明显膨隆，张力大，周围粘连严重，标本剖开见肾脏内大量脓汁，各盏呈空洞样改变，间质呈灰白色质硬改变。病理结果：炎性病变（慢性炎症伴黄色肉芽肿改变）（图 10-2C）。

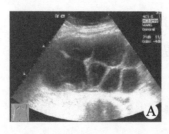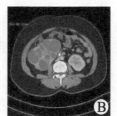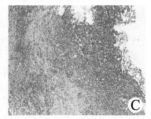

　　A. 超声显示右肾重度积水；B. 增强 CT 显示右肾形态增大，皮质变薄；C. 病理病理黄色肉芽肿性肾盂肾炎（HE×100）。

图 10-2　弥漫型黄色肉芽肿性肾盂肾炎

　　【病例3】患者男性，60 岁。左侧腰痛、尿频 2 年，偶伴肉眼血尿，腰痛，血尿加重10余天来诊。超声检查：左肾体积稍大，左肾中下部实质回声减低，皮髓质界限不清晰，血流显示稀疏，左肾集合系统分离，范围约：4.70cm×1.86cm，左肾中部肾窦内可见强回声光团，范围约：2.01cm×0.92cm，有声影。左侧输尿管上段内径约：0.72cm，显示长度约：4.31cm。超声提示左肾稍大，中下极实质回声减低；左肾结石，左肾积液，左侧输尿管上段显示（图10-3A）。泌尿系增强CTU检查所见：左肾体积增大，轮廓模糊，增强后左肾强化明显减低，仅外缘皮质见少许强化，肾周可见多发索条影及少许渗出影，左侧肾前筋膜增厚。左肾盂内可见不规则形高密度影，约1.5cm×0.95cm，左侧输尿管中上段管壁明显增厚毛躁，管腔变窄，余段管腔轻度扩张，排泄期可见造影剂通过。左肾静脉远端分支血管管腔纤细。诊断意见：左肾结石伴黄色肉芽肿性肾盂肾炎可能大（图10-3B）。行超声引导下穿刺活检，病理结果：慢性炎症伴黄色肉芽肿改变。

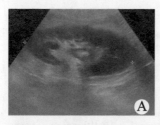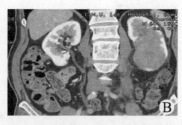

A. 超声显示左肾增大，左肾中下部实质回声减低，伴肾盂内结石，呈强回声；B. 增强CTU左肾体积增大，轮廓模糊，强化明显减低，仅外缘皮质见少许强化。

图10-3 弥漫型黄色肉芽肿性肾盂肾炎

病例分析

黄色肉芽肿性肾盂肾炎（xantogranulomatous pyelonephritis,

XGPN）是一种罕见的慢性肾盂肾炎，单侧多见。1916 年 Schlagnehaufter 首先从病理上描述此病，1935 年 Oberling 命名为 XGPN。根据病变进程，Malek 等将其分为三个阶段。第一阶段炎症局限于肾；第二阶段炎症涉及肾及肾周脂肪；第三阶段炎症涉及肾、肾周脂肪及后腹膜。XGPN 多伴泌尿系结石、长期尿道梗阻及反复发作的非特异性炎症，中年女性及糖尿病患者多见。常见的临床症状包括肾区疼痛，腰部肿块，膀胱刺激症状，肉眼血尿，发热，体重减轻等。增强 CT 提示囊状低密度占位、结节样占位或肾积液，可伴结石。超声表现：1. 弥漫型：患侧肾体积增大，形态异常，内部结构紊乱，肾实质变薄或消失，脓液或肉芽肿形成多个大小不等的低回声，可探及肾周受累征象如腰大肌肿胀。2. 局灶型：患侧肾体积形态多正常，肾实质内低回声或局灶实质性结节，边界不清，边缘不规则，酷似肾癌。彩色多普勒显示血管走行分布多正常。弥漫型病变易误诊为肾结核、肾盂积水等，局灶型病变易误诊为肾细胞癌、肾脓肿。

鉴别诊断：1. 肾结核：肾脏体积明显增大，包膜不光滑，肾皮质萎缩变薄，肾内可见多个大小不等的囊腔，肾盂肾盏明显扩张，局部可见因钙化形成的点、块状强回声。2. 肾盂积水：扩张的肾盂肾盏壁薄且光滑，其内为均匀的无回声。3. 肾细胞癌：实质占位性病灶，呈圆形或椭圆形，内部为中到低回声，出现出血、坏死、囊肿时可为高低回声混杂的混合性回声，边缘可见低回声带。4. 肾脓肿：低回声多呈圆形或类圆形，边缘不整齐，内部回声较均匀。

病例点评

1. 虽然病理诊断是 XGPN 的唯一确诊手段，但超声检查可以在术前明确分型及累及范围。2. 对于临床表现有腰痛，腰部肿块，伴反复尿道感染及梗阻症状的病例，超声检查表现弥漫性的肾盂肾盏扩张或局灶性低回声结节时，应考虑到 XGPN 的可能性。也可结合其他影像学检查如增强 CT、静脉肾盂造影进行鉴别诊断。3. 双侧病肾或无法耐受手术的患者可穿刺活检明确诊断后给予广谱抗生素治疗，单侧病肾治疗首选肾脏切除。

（计子瑶　冯跃琴　刘艳君）

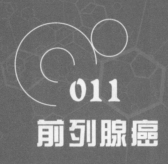

011
前列腺癌

病例介绍

患者男性，81岁。主诉"进行性排尿困难7年，加重22天"来诊。患者7年前无明显诱因出现尿频、尿急，白天排尿7~8次，夜间排尿8~9次，无尿痛。逐渐出现排尿踌躇，自觉排尿费力，排尿时间延长，并伴有尿末淋漓现象。于医院就诊后诊断为"前列腺增生症"，应用药物治疗，自觉上述症状略改善。22天前患者症状逐渐加重，自觉夜间排尿困难，患者为求进一步诊治入院。查体：直肠指诊肛门括约肌肌功能良，前列腺Ⅱ度大，中央沟变浅，左侧叶质韧，右侧叶石样硬。

超声检查： 经腹扫查：前列腺大小约 5.27cm × 4.82cm × 5.96cm，前列腺增大，回声欠均匀，前列腺内见强回声，大小约

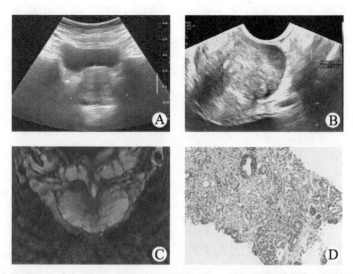

A. 经腹超声显示前列腺增大，回声不均；B. 经直肠超声示外周带中部偏右局部见低回声，边界模糊；C. 增强 MRI 形态不规则，局部隆起；D. 经直肠穿刺活检病理（HE×100）。

图 11－1　前列腺癌

0.94cm×0.46cm。经直肠扫查：外周带中部偏右局部见低回声，大小约 1.8cm×1.1cm×2.0cm，血流较丰富，与前列腺外组织分界较清晰。提示 1. 前列腺增大伴结石或钙化；2. 前列腺外周围局部回声减低，不除外占位性病变，结合穿刺活检（图 11－1A，图 11－1B）。

其他检查：1. 前列腺特异抗原（prostate specific antigen，PSA）：总前列腺特异性抗原 T－PSA：10.720 ng/ml，游离前列腺特异抗原 FPSA：1.190ng/ml，FPSA/PSA：0.11；2. 前列腺 MR 平扫＋增强＋弥散成像：前列腺增大，以中央叶为主，突入膀胱，形态不规则，局部隆起，于右侧前列腺外周带见一异常信号结节影，大小约为 1.5cm×1.0cm，T_1WI 呈等信号，T_2WI 与周围高信号的外周带相比呈低信号，增强扫描后结节轻度强化，前列腺强化略不均匀，双侧膀胱精囊角存在，信号不均匀。提示前列腺增生，右侧前列腺外周带异常信号影，请结合临床及相关检查（图 11－1C）。

于局麻下行经直肠超声引导下前列腺穿刺活检术（系统性穿刺活检10针），术后病理诊断前列腺右侧叶前列腺腺泡癌（Gleason评分3+4=7分），其余各针为前列腺增生（图11-1D）。

病例分析

前列腺癌是好发于老年男性的常见疾病，在北美是男性最常见的肿瘤，因癌致死因素的第二位，近年来在我国的发病率逐年提高。70%以上的前列腺癌发生在外周带，发生在移行区的仅20%。绝大部分前列腺癌为腺癌，极少数为移行细胞癌。前列腺穿刺病理活检为诊断的金标准，病理分级采用Gleason分级及评分法。Gleason评分为主要病灶的分级和次要病灶的分级的综合。分级为1~5级，评分2~4分为高分化，5~7分为中分化，8~10分为低分化。分级及评分高，说明肿瘤恶性程度高，预后不佳。前列腺癌早期并无明显的临床症状，由于常合并有前列腺增生，所以仅出现排尿困难、血尿等增生的表现。当晚期出现骨转移，发生疼痛时才就诊，此时患者预后不良，生活质量较差。临床上，前列腺癌的早期筛查包括直肠前列腺指检，血清PSA，经直肠前列腺超声及MRI。其中指检和PSA是最常见的筛查指标，PSA是前列腺特异抗原，但是对前列腺癌并不特异，前列腺炎及前列腺增生的患者其PSA水平都可以增高。而直肠指检受临床医生经验影响较大，对小结节的发现率不高。

对于前列腺癌的影像学检测，MRI是最佳的诊断方法，但受到价格等因素的制约，现阶段不适于在广大医院普遍开展，不适于早期筛查的需要。经腹和经会阴前列腺检查的探头频率低，超声难以发现较早期的前列腺癌，而直肠探头可以更清晰地显示前列腺结构，其早期诊断率高于其他的超声诊断方法。外周带的低回声病灶是前列腺癌的最主要特征，有时也呈等回声或高回声。当病灶累及全部外周带时，病灶的大小和边界可能不能准确测量。CDFI 对于前列腺癌的诊断意义不大，因为病灶内血流信号不是前列腺癌特有，其他良性病变也可出现。前列腺癌晚期可浸润精囊、膀胱等器官，超声显示与这些相邻器官分界不清。鉴别诊断主要为前列腺炎和前列腺增生，尤以前列腺炎重要，因为前列腺炎也常表现为外周带的低回声，有或无血流。

早期前列腺癌病灶局限于前列腺组织内，未出现周围器官浸润及远处转移，并且预期寿命大于 10 年，可考虑行前列腺癌的根治切除术。但在我国，符合此类手术要求的患者占少数，发现往往已晚期，只能行药物或内分泌治疗。

病例点评

本例患者为经直肠超声发现的前列腺外周带病灶，经腹超声并无异常发现。说明对于前列腺疾病，尤其是早期癌灶的诊断，超声应以经直肠方式为标准。主要表现为外周带的低回声，应与前列腺炎的结节或增生结节鉴别，二维图像无法鉴别时，可考虑弹性成像或超声造影等方式辅助诊断。经直肠超声对于盆腔淋巴结的显示不如 CT 及 MRI，术前的分期主要依靠放射诊断。

参考文献

1. 周永昌，郭万学主编. 超声医学. 6 版. 北京：人民军医出版社，2011：1143 – 1146.

（方　毅）

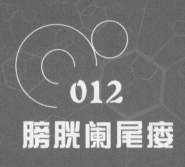

012 膀胱阑尾瘘

病例介绍

患者女性，62 岁。主诉"肉眼血尿 3 个月，加重 1 个月"来诊。患者于 3 个月前无明显诱因发生肉眼血尿，有血凝块、血条，伴尿频、尿急、尿痛，白天排尿 3～4 次，夜间排尿 4～5 次，无发热，未系统诊治。1 个月前上述症状再次出现，于当地医院抗炎止血治疗，血尿间断出现。

既往史：糖尿病史 17 年。

查体：腹平坦，腹式呼吸存在，未见肠型及蠕动波，腹无压痛，未触及肿块，肝、脾不大，移动性浊音（－），肠鸣音稍活跃。双肾未触及，双肾区无叩痛。双侧输尿管走行区无压痛。膀胱区空虚，无压痛。

超声检查： 子宫附件区未见异常，膀胱内可见导尿管回声，膀胱右侧壁增厚，较厚处约：1.4cm，回声减低，层次模糊，内见彩色血流，膀胱腔内可见杂乱的混合回声，范围约：5.3cm×3.3cm（图12-1A），其内未见彩色血流，后方回声衰减，膀胱内还可见漂浮和沉积的絮状点状中等回声，膀胱右后壁与后下方肠管相连，界限不清，可见瘘道样条状回声，长约：3.4cm，宽度约：0.6cm，形态不规则（图12-1B）。超声提示膀胱右侧壁增厚，与后下方肠管回声改变，膀胱肠管瘘不除外，伴膀胱内杂乱回声。

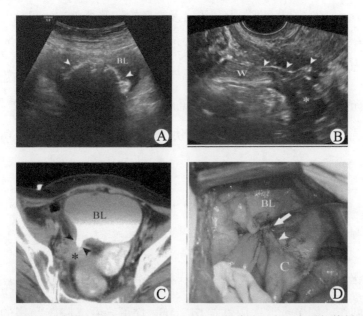

A. 膀胱内的杂乱回声（箭头：结石）；B. 瘘道样回声，内见气体样强回声（箭头）；C. 膀胱增强CT见造影剂从膀胱右后壁流出；D. 肠镜检查术中见膀胱—阑尾瘘道。C盲肠，BL膀胱，W肠壁，*肠管，白色短箭头：瘘道。

图12-1　膀胱阑尾瘘

其他检查： 1. 尿常规：红细胞56.76/HPF，白细胞124.18/HPF。2. 膀胱镜结果：膀胱右侧壁可见一窦道口，直径约1cm，表面脓苔及黄色絮状物附着，镜体可进入其中约2cm，远端分叉，未进一步深入。3. 膀胱增强CT：膀胱右侧壁增厚，最厚处约1.0cm，膀胱右后壁限局性不连续，宽约 1.0cm，见膀胱内造影剂与盆腔小肠（似为回肠末段）内造影剂相连续（图 12 - 1C），脂肪间隙不清。盲肠内见造影剂充盈，膀胱内偏右侧见飘带状高密度影。提示膀胱壁厚，膀胱右后壁与盆腔肠管间瘘道形成；膀胱内高密度，结石或异物？4. 肠镜检查所见：结肠镜插至末端回肠约 5cm。膀胱内注射美兰溶液，于阑尾开口边缘流出。流出处黏膜聚集。诊断：膀胱阑尾瘘。

患者行阑尾切除，膀胱部分切除术。术中见阑尾浆膜增厚，直径约 1cm，尖端与膀胱右上角子宫及右侧输卵管伞粘连，另外与局部回肠有部分粘连，松解粘连局部有少量黄白色脓液。继续探查见阑尾尖端与膀胱紧密粘连，于阑尾根部切断阑尾后将与阑尾尖端粘连的部分膀胱壁切除，切除过程中探查见阑尾与膀胱穿通。（图 12 - 1D）于膀胱内取出黄色质软结石一块，不规则型，大小约 5.0cm × 4.0cm ×0.3cm。

病例分析

膀胱肠瘘临床少见，病因多种，肠肿瘤、肠憩室炎、克罗恩病、创伤、阑尾炎、医源性损伤、异物均可导致。膀胱肠瘘的主要症状是反复发作、难治性的尿路感染，气尿和粪尿是其最主要的特异性表现。膀胱镜和 CT 检查是最有价值的确诊膀胱肠瘘的手段。超声诊断本病的报道较少。

由于瘘口几乎都位于膀胱右顶壁，故对该区域应特别注意，发现任何异常开口都应插管并作逆行造影。膀胱镜下较小的瘘口可见非特异性表现，如膀胱局部黏膜充血、水肿、乳头状突起、气泡溢出、混浊尿液等，可见粪渣。如瘘管未完全穿透膀胱壁或瘘管被残

笔记

渣、粪石完全堵塞，可表现为肿瘤样改变，部分病例的肿块中央可有溃疡面，膀胱镜下较难与膀胱肿瘤相鉴别。

CT诊断膀胱肠瘘的最常见征象是膀胱内气体影像，局部膀胱壁增厚、膀胱外包块。膀胱造影可发现造影剂进入肠腔或直接显示瘘管；膀胱内液气平也有助提示本病。

膀胱阑尾瘘属于膀胱肠瘘中的一种，临床少见。由于阑尾末端的游动性较大，急性炎症期阑尾充血水肿，易与膀胱壁粘连，引起膀胱壁局部的充血水肿，膀胱壁发生腺性化生并形成小溃疡，并向膀胱深层发展，穿透膀胱壁，与穿孔的阑尾融合在一起，形成阑尾膀胱瘘。本病以男性多见，女性少见。可能是由于女性的子宫附件在阑尾和膀胱之间起了解剖屏障作用。报道的女性患者也多为老年人，因子宫萎缩或曾行子宫切除手术。

本例患者为老年女性，有多年糖尿病病史，以泌尿系症状首诊于泌尿科。而临床起病无明显阑尾炎表现，追问病史，无气尿，但尿液性状改变，可见棕黄色点状杂质，为不典型粪尿。术前超声首先发现膀胱结石，术后证实结石为粪质，较软。经腹超声检查显示了瘘道周围增厚的膀胱壁，但未发现瘘道；经阴道超声检查显示了膀胱与肠管间瘘道形成，表现为条状低回声，内腔可见等号样强回声。瘘口周围膀胱壁增厚，回声不均，表现为炎性水肿样回声，与膀胱肿瘤的实质性低回声不同。

🔲 病例点评

总结本例，超声诊断膀胱阑尾瘘直接征象是超声显示膀胱肠管间瘘道；间接征象膀胱内气体、粪质等强回声，临床表现气尿或粪尿。提高对膀胱肠管瘘的认识，超声检查时注意结合病史，发现膀

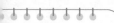

 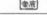

胱壁非肿瘤性增厚，经阴道超声检查有助于对盆腔肠管和膀胱后壁病变的细节显示。

参考文献

1. 荆翌峰，夏术阶，孙宏斌，等. 膀胱肠瘘诊断治疗 12 例报告. 中华泌尿外科杂志，2006，27（10）：691 – 694.

2. Nishimori H，Hirata K，Fukui R，et al. Vesico – ileosigmoidal fistula caused by diverticulitis：report of a case and literature review in Japan . J Korean Med Sci，2003，18（3）：433 – 436.

3. 韩邦旻，夏术阶，杨明山，等. 影像学检查在膀胱肠瘘中的诊断价值. 临床泌尿外科杂志，2006，21（2）：100 – 101，103.

（冯跃琴　刘艳君）

013
大网膜囊肿

病例介绍

患者女性，28岁。下腹胀痛1周，加重1天来诊。伴畏寒发热，排尿困难，排气排便正常。查体：腹部略膨隆，腹痛拒按，压痛、反跳痛、肌紧张均（＋），未触及确切腹部包块。超声检查：右侧中上腹至盆腔可见无回声，上下径＞23.0cm，前后径6.8cm，左右径11.5cm，壁厚0.15cm，其内可见纤维条带漂浮，后缘位于右肾前方，前缘贴近前腹壁，上缘位于胆囊下方，壁上未见明显血流，触痛明显，张力不高。肝肾间隙积液深度0.8cm。右上腹部可见小肠，其内为液性无回声区，未见明显蠕动。提示盆腹腔囊性包块，腹腔积液，右上腹局部小肠扩张（图13－1）。行剖腹探查术，术中见网膜巨大囊肿，大小30cm×20cm，已破裂，将网膜囊肿壁送检，病理结果：（网膜囊）化脓性炎症。行网膜囊肿切除术、腹腔冲洗引流术，术后抗炎支持治疗，恢复良好。

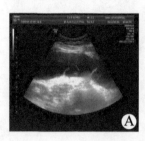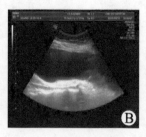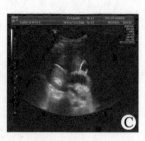

A. 中腹部横切面；B. 中腹部纵切面；C. 肝肾间隙积液。

图 13 - 1　大网膜囊肿

病例分析

　　腹部囊肿不仅可起源于肝脏、脾脏、胰腺等实性器官，也可起源于肠系膜、大网膜和腹膜后。大网膜囊肿是一种罕见的良性囊肿，仅占成人住院患者的 1/100 000，儿童住院患者的 1/20 000。大网膜囊肿临床表现的差异性较大，包括无症状、慢性症状（腹部肿块、慢性腹痛、腹胀和腹水）、急性症状（出血、扭转、感染、受压、破裂等因素造成的急腹症）。超声特征为单房性或多房性（多房性多见）充满液体的囊性病变。一般较巨大，将肝脏向上方、肠管向后方推移，其内可见纤维条带将无回声分为大小不等的多个房，条带可小幅摆动。对于占据整个腹腔的特大囊肿，超声难以显示边界，注意与腹水鉴别。鉴别诊断：1. 肠系膜囊肿：发生在肠间，并与某一段肠管关系紧密。大网膜囊肿紧贴前腹壁，肠管受压后移。2. 巨大卵巢囊肿：注意扫查双侧卵巢，卵巢囊肿主要位于下腹部，腹部的最大腹围在脐下，而大网膜囊肿的最大腹围在脐上，此外可结合诊断性腹腔穿刺。3. 腹水：大网膜囊肿与腹水鉴别困难，腹水内肠管可自由漂浮而不是挤到腹腔一侧或脊柱前。4. 胰腺或脾脏囊肿：一般相比大网膜囊肿体积小，注意囊肿与腹腔内器官的关系。

📋 病例点评

1. 大网膜囊肿缺乏特异性的临床表现，术前诊断率低。超声由于其简便，有效，安全的优点，被视作首要的检查方式。2. 对于腹痛、腹胀的患者，超声图像为巨大的单房性或多房性囊肿时，要考虑到大网膜囊肿的可能。3. 本病一经确诊应尽早、完全切除囊肿，对于与小肠粘连紧密难以完全切除的大网膜囊肿，应用3% 的碘酊涂擦残留囊壁，合并急腹症者应立即剖腹探查，本病术后复发率低。

参考文献

1. Nam SH, Kim DY, Kim SC, et al. The surgical experience for retroperitoneal, mesenteric and omental cyst in children. J Korean Surg Soc , 2012, 83（2）：102 - 106.

2. Karhan A N, Soyer T, Gunes A, et al. Giant Omental Cyst（Lymphangioma）Mimicking Ascites and Tuberculosis. Iran J Radiol , 2016, 13（3）：e31943.

3. 张东伟，杨维良. 大网膜囊肿的诊断与治疗研究现状. 中国医师进修杂志，2010, 33（29）：3 - 5.

4. 熊晓苓，贾立群，王晓曼. 儿童肠系膜囊肿及继发病变超声表现. 中华医学超声杂志：（电子版），2012, （11）：993 - 998.

（计子瑶　刘艳君）

014 乙状结肠系膜平滑肌瘤

病例介绍

【病例1】 患者女性，52岁。孕3产1。10天前拟取出节育环行超声检查发现盆腔包块，停经5个月，否认合房后阴道流血，无发热，无头晕、头痛，无胸闷、气短，无腹胀、腹痛，饮食睡眠可，二便正常，近期无明显体重减轻。查体：腹部平坦、未见胃肠型及蠕动波，上腹部正中可见一长约8cm纵行陈旧手术瘢痕，愈合良，腹部触诊软，未触及肿物。妇检：外阴呈老年样改变，阴道畅，黏膜皱襞光滑完整，宫颈常大，表面光滑，子宫后倾，活动度良好，双附件区软，未触及包块。既往史：十二直肠修补术后43年。

超声所见： 子宫右前方可见囊实混合性回声，范围约：

笔记

6.8cm×4.8cm×5.9cm，以实性低回声为主，内可见数个无回声，大者约：3.0cm×1.6cm×2.6cm，实性部分边缘可见点状血流。超声提示子宫右前方囊实混合包块（图 14-1）。

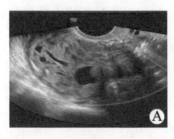
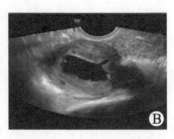

A. 子宫右前方可见囊实混合性回声，实性部分边缘可见点状血流；B. 包块内呈混合回声，可见不规则无回声。

图 14-1 乙状结肠系膜平滑肌瘤经阴道超声检查

其他检查： 盆腔增强 3D-CT：子宫形态饱满，轮廓光滑，密度均匀，增强后均匀强化，其内可见节育器影。右侧附件区可见不规则囊实性团块影，大小约 7.0cm×5.6cm，其内可见点状高密度影，增强扫描囊性部分未见明显强化，实性部分可见明显不均匀强化（图 14-2）提示右侧附件区囊实性占位性病变，恶性病变不除外，盆腔积液。肿瘤标志物：CA125 9.80U/ml，CA199 15.59U/ml，CA72-4 4.67U/ml，CEA 2.35ng/ml。白带常规、滴虫、念珠菌及HPV（人乳头瘤病毒）均阴性。

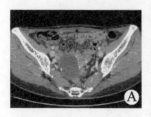
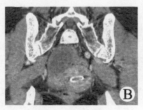
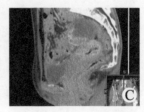

A. 轴位示右侧附件区不规则囊实性团块影，大小约 7.0×5.6cm，内见点状高密度影；B. 冠状面示肿块影与子宫分界欠清晰，子宫见环形节育环；C. 矢状面示增强扫描囊性部分未见明显强化，实性部分可见明显不均匀强化。

图 14-2 乙状结肠系膜平滑肌瘤盆腔增强 3D-CT

全身麻醉下行盆腔包块开腹探查术，术中见乙状结肠系膜生发鸭卵大囊实性肿物，与膀胱反折腹膜及子宫底部可见条索状粘连带。子宫萎缩，表面见两个花生米大小浆膜下肌瘤结节。双侧卵巢萎缩，外观正常，双侧输卵管外观正常。考虑非妇科来源肿瘤，为乙状结肠系膜生发肿物，切面囊实性，色黄，质韧不脆，部分表面呈黄白色坏死状，部分实性粉红色，质硬。术中病理回报：乙状结肠系膜生发肿物，间质来源肿瘤。术后病理：（乙状结肠系膜）平滑肌瘤伴变性（图 14 - 3）。免疫组化：Desmin（＋＋＋），SMA（＋＋＋），Caldesmon（＋＋＋），CD10（－），CD117（－），Dog-1（－），CD34（－），Ki-67（1% ＋）。患者术后对症支持治疗，病情稳定后顺利出院。

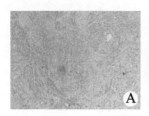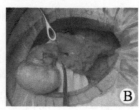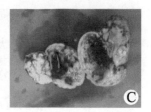

A.（乙状结肠系膜）瘤细胞呈束状、漩涡状密集排列，胞浆丰富红染，核染色质细颗粒状，核仁可见，伴变性（HE×20）；B. 乙状结肠系膜生发鸭卵大囊实性肿物；C. 切开肿物，局部呈囊性，内含坏死样物，部分切面灰白质韧硬。

图 14 -3 乙状结肠系膜平滑肌瘤病理和标本

【病例2】患者女性，29 岁。孕 1 产 1。以"子宫肌瘤术后 4年，发现腹部肿物 10 个月"为主诉入院。患者于当地医院行超声检查发现腹腔肿物就诊于我院，无明显腹痛、腹胀、便中带血、排便困难等症状。查体：腹壁软，下腹部触及一包块，活动度尚可，无明显压痛、反跳痛、肌紧张。

超声检查： 子宫前方可见低回声，范围约 7.3cm × 5.9cm × 6.7cm，轮廓清晰，形态规整，边缘及内部可见点条状彩色血流，与子宫未见确切相连（图14-4A），与双卵巢界限较清晰。超声提示子宫前方低回声，肌瘤？

其他检查：盆腔增强CT：子宫前上方类圆形肿块，范围约：6.6cm×5.8cm，边界清晰，密度较均匀，增强扫描病灶明显不均匀强化，强化程度接近子宫肌层病变，局部与子宫前壁关系密切（图14-4B），双侧附件区未见异常，提示盆腔占位性病变，子宫肌瘤？实验室检查未见明显异常。

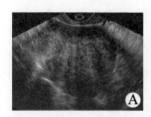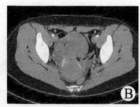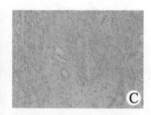

A. 超声：子宫前方低回声，边缘及内部可见点条状彩色血流；B. 增强CT：子宫前方类圆形肿块，增强扫描病灶明显不均匀强化；C. 病理（HE×20）：细胞呈束状、漩涡状密集排列，细胞增生活跃。

图14-4 乙状结肠系膜平滑肌瘤

于全麻下行开腹探查术，探查见乙状结肠系膜上生长约6cm×5cm×4cm的肿物，切面灰白灰红质中，包膜完整，沿结肠系膜分离肿物，分别结扎并切断肿物周围滋养血管，完整切除肿物。镜下细胞呈束状、漩涡状密集排列，细胞增生活跃，免疫组化：Actin（+）、CD117（-）、Desmin（+）、Dog-1（-）、ER（+）、Ki-67（约3%+）、S-100（-）、CD34（-），结果支持肠系膜平滑肌瘤，细胞增生活跃（图14-4C）。

病例分析

平滑肌瘤（Leiomyoma）是平滑肌细胞的良性肿瘤。可由血管平滑肌、立毛肌及乳房或阴囊的平滑肌发生而来，发病可能与遗传

笔记

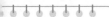

有关。平滑肌瘤分为单纯平滑肌瘤和血管平滑肌瘤。平滑肌肿瘤多见于子宫和胃肠道等富含平滑肌的组织和器官，消化系统平滑肌瘤可能发生在胃肠道的任何地方，最常见于食管、胃和近端小肠，少见于结直肠，发生于网膜、肠系膜、腹膜后罕见，易误诊，术前诊断正确率低，有报道诊断率为9.4%～40.2%。

消化系统平滑肌瘤的临床表现与其大小、部位、性质及有无并发症密切相关。肿瘤较小时可无临床表现。大多数肿瘤体积较小且坚实，可无症状，在其他手术中偶然发现。消化系统平滑肌瘤多来自固有肌层，可能是腔内、壁内、壁外附着于消化道壁内或腔内的肿瘤，可导致出血、机械性梗阻或穿孔等表现。肠系膜平滑肌瘤可发生在肠系膜任何部位，因不累及消化道腔，少有出血、肠梗阻，可有腹痛、腹部肿块等表现。且因生长在腹腔，发现时往往肿瘤体积较大，内部因发生囊性变，肿物可呈囊实性。

肠系膜是由双层腹膜皱襞形成，内含有平滑肌、血管等组织，因此肿瘤可有淋巴组织、纤维组织、脂肪组织、神经组织、平滑肌、血管组织和胚胎残余这7种来源，其中平滑肌瘤约占15%。另肠系膜呈半游离状态，大部分肿瘤可被推动，这是肠系膜肿瘤的特点，可作为肿瘤定位的重要依据之一。肠系膜肿物活动度大，易坠入盆腔，误诊为卵巢囊肿、生殖系统肿瘤、膀胱憩室等。乙状结肠系膜平滑肌瘤通常较大，位置靠近子宫及膀胱，还可与其有膜性粘连，故与卵巢囊实性肿瘤的鉴别存在困难。术前应用超声、CT、MRI等有助于鉴别肿瘤来源及性质。

平滑肌瘤还罕见于心脏、纵隔、淋巴结、骨、脑、皮肤、脊髓、腹部脏器、眼眶、鼻咽、腮、腺、四肢深部组织、大网膜和腹膜后等部位。鉴于该病常见于现患或既往曾患子宫肌瘤的女性，有学者认为，是原发性子宫平滑肌瘤，经脉管转移血行播散到了其他部位，又称良性转移性平滑肌瘤（benign metastasizing leiomyma，BML）。同时也有学者认为，该病同静脉内平滑肌瘤病和系统性平滑肌瘤病一样，是由于异常激素状态导致独立的多中心性肿瘤发展。

肠系膜平滑肌瘤预后与多种因素有关，其中肿瘤的发生部位、大小、分期以及肿瘤是否完整切除是影响预后的主要因素。平滑肌瘤的生物学行为上是良性的，但它们具有复发和转移的可能性，因此早期查体，早期诊断，积极外科手术，定期复诊是治疗本病的有效措施。

病例点评

1. 病例 1 为围绝经期女性，原发子宫肌瘤小且不明显，发病与多年前手术史关系不明显；病例 2 为年轻女性，既往子宫肌瘤切除术病史，不除外原发性子宫平滑肌瘤脉管播散可能。2. 肠系膜呈半游离状态，肠系膜肿物活动度大，受重力影响易坠入盆腔，误诊为卵巢囊肿、生殖系统肿瘤、膀胱憩室等。3. 定期行超声检查可发现无症状盆腔占位，早诊断，早治疗，早复诊可避免并发症，提高疗效。

参考文献

1. 刘芳芳，沈丹华，廖松林．腹膜多发性平滑肌瘤 1 例．诊断病理学杂志，2008，15（4）：348 - 348.

2. 钟清连，颜雯，黄健，等．肠系膜巨大平滑肌瘤 1 例并文献回顾．罕少疾病杂志，2016，23（5）：42 - 43.

3. Sagnotta A, Sparagna A, Uccini S, et al. Giant Extraluminal Leiomyoma of the

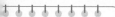 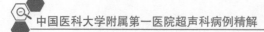

Colon：Rare Cause of Symptomatic Pelvic Mass. Int Surg，2015，100（5）：805 - 808.

4. Wongsripuemtet J，Ruangchira - urai R，Stern EJ，et al. Benign metastasizing leiomyoma. J Thorac Imaging，2012，27（2）：W41 - 43.

（宛伟娜　桑　亮　齐　迹）

015
胃肠道间质瘤

病例介绍

患者男性，78岁。以"右下腹痛3年，发现右下腹肿物10个月"为主诉入院。既往史：3年前诊断为"小肠间质瘤"，行手术治疗，术后口服格列卫治疗。查体：神清，睑结膜无苍白，巩膜黄染，右下腹触及不规则形肿物，质硬，表面不平，界限不清，活动度差，有压痛，左上腹近脐部可触及鸡蛋大小包块，质硬，界限不清，活动度差，有触痛，肝脾肋下未触及，移动性浊音阴性。腹部超声检查描述：右下腹及上腹部可见非均质低回声，CDFI内部及边缘可见条形彩色血流。超声提示右下腹及上腹部肠系膜占位性病变；肝左叶混合性病变，考虑继发灶（图15-1）。全腹CT检查：肝左叶改变囊肿可能大，请结合临床及其他检查，右侧腹壁下肿块影，腹腔内、肠系膜、大网膜、腹膜多发结节影，考虑恶性肿瘤，请结合临床（图 15 - 2）。超声引导下行大网膜肿物穿刺活检术，病理提示符合间质瘤（图 15 - 3）。

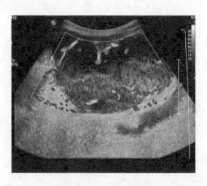

图 15 -1　超声：右下腹部低回声包块

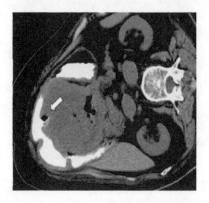

图 15 -2　CT：右侧腹壁下低密度影

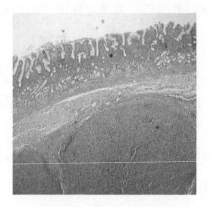

图 15 -3　病理：（网膜）间质瘤（HE ×40）

病例分析

胃肠道间质瘤（gastrointestinal stromal tumors，GIST）是一类起源于胃肠道间叶组织的肿瘤，占消化道间叶肿瘤的大部分。组织学上富于梭形细胞、上皮样细胞，偶尔为多形性细胞，呈束状、弥漫状排列，具有非定向分化的特性。临床症状多变，从无症状到非特异性的胃肠道不适、腹痛或触及包块等，临床表现与肿瘤大小、发生部位、与胃肠壁关系及良恶性有关，可有以下常见症状：吞咽困难、腹部不适、进食梗阻、排便习惯改变等。体检时行电子胃肠镜或 CT 检查可发现，但最终确诊要靠标本的病理学检查及免疫组织化学标志物 CD117 和 CD34 的检测，其中 CD117 检测被认为是诊断的金标准。胃肠道平滑肌源性肿瘤及神经鞘瘤均不表达 CD117。

超声检查腹腔内发现实质性肿块，形态多不规则，内部一般均匀，部分可有液化坏死暗区，也可能有斑点状钙化。肿块内有血流信号，但较杂乱。超声造影肿块呈等增强，增强强度低于肝、脾和肾等实质性器官，肿块内坏死区无增强。

CT 表现：肿瘤多呈圆形或椭圆形软组织肿块，可向腔内、腔外或同时向腔内外突出，少数呈不规则形或分叶状，有分叶者多为恶性。良性肿块与周围器官或组织分界较清，或仅轻度压迫邻近器官或组织。恶性肿块密度多不均匀，可出现大小不等、形态不一的坏死、囊变区，但其对周围组织的浸润相对轻微，少数病灶内可有出血，钙化出现率不高。

鉴别诊断：间质瘤主要与胃癌、胃淋巴瘤、胃良恶性平滑肌瘤及腹腔结核鉴别。胃癌胃壁异常增厚隆起，形态不规则，内部回声较低，不均匀，病变侵犯肌层或浆膜层，胃壁层次破坏，浆膜线不完整。胃淋巴瘤表现弥漫性胃壁增厚，胃壁光整，常较早出现淋巴结转移性肿大。胃平滑肌瘤表现则与间质瘤颇为相似，术前的鉴别诊断依赖于超声内镜或穿刺活检，但免疫组化不表达 CD117 可资鉴别。腹腔结核也可出现腹腔多发肿物，淋巴结肿大，并发肠结核、肝结核等，与本例患者不同在于间质瘤无结核中毒症状，包块活检可进一步明确诊断。

🔳 病例点评

本病发病年龄多为 50～70 岁，本例 78 岁，有小肠间质瘤手术史，新发腹腔多发病灶，容易想到间质瘤转移的诊断。

手术切除是治疗间质瘤的首选方法。间质瘤的主要扩散途径是血行转移，较少发生淋巴结转移，因此术中一般无需淋巴结清扫。腹腔镜联合电子内镜切除是首选的手术方式。

参考文献

1. Miettinen M, Lasota J. Gastrointestinal stromal tumors. Gastroenterol Clin North Am, 2013, 42 (2): 399 - 415.

2. 项阳，李青. 胃肠道间质肿瘤临床病理研究进展. 中华临床医师杂志（电子版），2011, 05 (15): 4482 - 4484.

3. 戎龙，万远廉，年卫东，等. 胃间质瘤 63 例临床分析. 中华胃肠外科杂志，2009, 12 (1): 24 - 27.

4. 胡月颖. 胃肠道间质瘤的影像学诊断. 医学理论与实践，2013, 26 (11): 1440 - 1442.

5. 毛伯能，崔国兴，陈国昌，等. 15 例胃间质细胞瘤临床诊治. 中华实用诊断与治疗杂志，2011, 25 (1): 90 - 91.

（黄　崑）

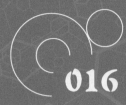

016
网膜低度恶性黏液纤维肉瘤

病例介绍

　　患者女性，56岁。以"腹胀1个月，加重伴尿少3天"为主诉入院，患者病来时有下肢浮肿，上腹部及脐周胀痛，3~5分钟缓解，大便便次正常，排便时便条细，无脓血及黏液，近期体重未见明显变化。既往史：肝间叶错构瘤，行肝脏S4段不规则切除术后3年。化验检查AFP、CEA、CA125正常。盆腹腔超声检查：右上腹近肋弓下至第一肝门部可见高低相间混合性回声，不规整，内可见稀疏条状血流。提示右上腹高低相间混合性回声，考虑增厚网膜（图16-1）。全腹增强CT检查：网膜可见多发絮状、层状软组织密度影，增强扫描可见强化，提示网膜多发种植转移可能性大（图16-2）。增厚网膜活检病理：间叶源性肿瘤，结合病史及免疫组化结果，考虑低度恶性黏液纤维肉瘤（图 16 - 3）。

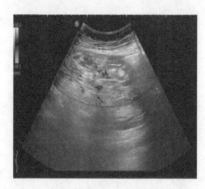

图 16 - 1   超声：右上腹高低相间混合包块

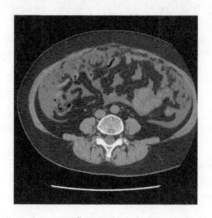

图 16 - 2   增强 CT：网膜可见多发絮状、层状软组织密度影

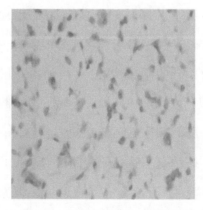

图 16 - 3   （免疫组化 ×200）（网膜）低度恶性黏液纤维肉瘤

笔记

病例分析

纤维肉瘤（fibrosarcoma）是腹膜后最罕见的肿瘤之一。黏液纤维肉瘤（myxofibrosarcoma）是纤维肉瘤的一种病理亚型，是来源于纤维组织的恶性肿瘤，主要表现为局部缓慢生长的无痛性肿块。WHO 软组织肿瘤分类将其定义为一种纤维母细胞性恶性肿瘤，基质呈不同程度的黏液样。根据肿瘤内黏液样区域所占比例、瘤细胞的丰富程度、瘤细胞异型性的大小和核分裂象的多少，分为低度恶性、中度恶性和高度恶性黏液纤维肉瘤。多见于 50～80 岁的老年人，好发于四肢，下肢多于上肢，其次为躯干，少见于腹膜后、头颈部。超声表现为欠均匀低回声肿块，病灶内部血流丰富。CT 及MRI 上表现为呈分叶或结节状不规则软组织肿块，其内可见囊变、坏死及分隔，增强扫描见结节样强化区和无强化区，病理特征为肿瘤内见以黏液样基质占优势的细胞疏松区和肿瘤细胞占优势的细胞密集区。黏液纤维肉瘤临床表现和影像学特征缺乏特异性，主要依赖病理学诊断，应与低度恶性纤维黏液样肉瘤、黏液样脂肪肉瘤、黏液样神经纤维瘤和隆突性皮肤纤维黏液样肉瘤等低级别肉瘤相鉴别。鉴别方法如下：

1. 黏液纤维肉瘤的瘤组织中可见到均匀一致的梭形细胞图像和青鱼骨样细胞束，镜下特征主要由梭形和星形细胞构成，瘤细胞中度多形性，核分裂象多见，病理性核分裂象不常见。但常见出血坏死，间质有大片的黏液样区漂浮着脂肪母细胞样细胞及丰富的弓形小血管及其周围分布有密集的肿瘤细胞或炎症细胞。

2. 低度恶性纤维黏液样肉瘤常表现为丰富的胶原纤维与黏液样区相间，瘤细胞呈梭形，核深染，无明显异型性，似"良性"

笔记

细胞，很难找见核分裂象，无假脂母细胞。瘤细胞排列成短束状和特征性的漩涡状结构，且好发于中青年，男性多见。主要发生于四肢远端和躯干的筋膜下，也可见于肩颈部、臀部、小肠系膜和网膜。

3. 黏液样脂肪肉瘤主要发生于四肢深部的软组织内，重要的特征是分支状或鸡爪样的薄壁毛细血管网及印戒样脂母细胞。

4. 隆突性皮肤纤维黏液样肉瘤病理镜下见肿瘤细胞围绕血管呈细纹状密集排列，胶原纤维呈漩涡状排列。

预后：黏液纤维肉瘤局部复发率较高，5 年术后复发率为 41%，病死率为 4.4%。病死率与肿瘤坏死、体积及黏液区域大小有关。由于肿瘤复发率较高，主要呈浸润性生长，故局部扩大切除是治疗的根本，对难以彻底切除的肿瘤，手术前后辅助局部放疗是降低复发率和转移率不可忽视的因素。

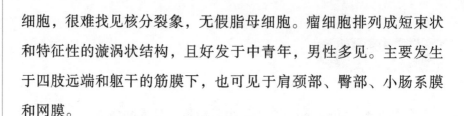

病例点评

黏液纤维肉瘤好发于 50 ~ 80 岁，本例 56 岁，女性，发生于腹腔大网膜，确诊通过超声引导下网膜穿刺取病理，预后差。

参考文献

1. 张如明，卫晓恩. WHO 2002 年版软组织肿瘤分类初读. 中国肿瘤临床，2006，33（3）：121 - 125.

2. Fletcher CDM, UnniKK, Mertens F. World Health Organization classification of tumours. Pathology and genetics of tumours of soft tissue and bone. Lyon：IARC Press，2002：102 - 103.

3. Clarke LE, Zhang PJ, Crawford GH, et al. Myxofibrosarcoma in the skin. J Cutan Pathol，2008，35（10）：935 - 940.

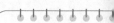

4. Huang HY，Lal P，Qin J，et al. Low – grade myxofibrosarcoma：a clinicopathologic analysis of 49 cases treated at a single institution with simultaneous assessment of the efficacy of 3 – tier and 4 – tier grading systems. Hum Pathol，2004，35（5）：612 – 621.

（黄　崐）

017

超声引导下后穹窿穿刺诊断盆腔脾组织植入一例

病例介绍

患者女性，26 岁。因孕前检查发现"盆腔结节"而入院，患者于 17 年前因外伤脾破裂行脾摘除术。妇检：外阴阴道已婚型，阴道畅，宫颈光滑，子宫常大无压痛，双附件区软。辅助检查：阴式及腹式超声：子宫后方可见 2 个低回声，大小分别约：2.9cm×1.6cm，2.1cm×1.6cm，血流较丰富，周边环绕并伸入其内（图 17-1A，图 17-1B）。盆腔增强 CT：子宫后方与直肠之间可见多个类圆形结节影，最大者约：1.9cm×1.6cm，增强扫查可见明显强化，CT 值 98HU，下腹部大网膜内可见多发大小不等的明显强化结节，最大者直径约 1.4cm，与盆腔结节性质类似，增强后未见明显强化。糖类抗原测定（CA125）70.42U/ml，糖类抗原测定

（CA199）15.13U/ml。患者于超声引导下后穹窿肿物穿刺活检术
（图17-1C），病理提示脾组织植入（图17-1D）。

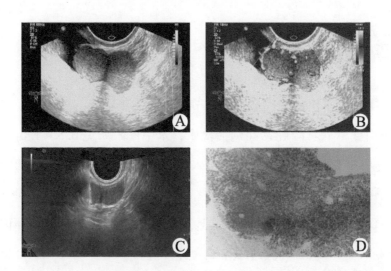

A. 阴式超声：盆腔可见2个类圆形低回声；B. 阴式超声：CDFI 显示边缘可见环状血流；C. 超声引导下后穹窿穿刺针道；D. 病理（HE×20）（盆腔）脾组织植入。

图17-1　超声引导下盆腔脾组织植入

病例分析

　　脾种植，也称自体脾植入，是一种罕见的外伤继发性疾病，在临床发现其发生率高达67%。是指由于脾外伤性破裂时，脾组织碎屑随血流至腔隙，形成积血蔓延，散落的脾细胞团在一个或几个器官表面被大网膜包裹，在逐渐建立新的血液循环供给后，促进脾脏组织发育，形成自体脾种植。脾组织的自体植入的结节可从针尖至数厘米大，可单发或多发，多发更为常见，结节数目从几个到几百个，甚或播散至腔隙各部位，通常种植在大网膜、壁腹膜、盆腔脏器及肠壁浆膜面等部位。自体脾种植一般不引发

任何临床症状，患者也无临床表现，所以术前很难发现和诊断。大多在剖腹探查时被发现。

🏥 病例点评

本例孕前检查发现盆腔内结节，为进一步明确病理诊断，行经超声引导下后穹隆肿物穿刺活检术，术中肉眼所见 0.5~1.0cm 包块，病理结果回报为：脾组织植入。通过本例，我们认为在诊断类似病例中应把握以下几点：

1. 对继往外伤脾破裂或有脾切除病史的患者，发现不明原因腹腔均质包块时，首先应考虑可能为脾种植。

2. 对于超声发现多发包块，边界清，有包膜，呈均匀一致等回声，可见血流信号，既往外伤史脾破裂切除或者修补，可诊断异位脾种植。

3. 目前认为最有效的脾种植的诊断方法是 ^{99}mTC 同位素显像，其次是穿刺活检组织病理学检查，加之既往有脾切除病史有助于术前明确诊断。

4. 脾种植需要与副脾相鉴别，鉴别点如下：首先是发生学不同，脾种植结节为脾外伤或手术导致，系脾组织，即异位脾种植；副脾为先天性正常的脾组织。其次，是解剖与组织学的差别，表现为部位不同：副脾常发生在脾区周围的系膜上，而脾种植结节可发生在腹腔任何部位；异位脾组织网状脾小梁结构较副脾组织明显减少；副脾有发育良好后的"脾门"及来自脾动脉分支的良好血供；异位脾种植者无"脾门"，仅有来自穿透结节包膜的数只小血管维持血供。

笔记

参考文献

1. 宛伟娜，王学梅，陶春梅，等．超声引导下后穹窿穿刺诊断盆腔脾组织植入 1 例．临床超声医学杂志，2014，（8）：508.

（宛伟娜　王学梅）

018
子宫黏膜下肌瘤脱入宫颈

病例介绍

患者女性，54 岁。以"检查发现子宫内膜病变 1 个月"为主诉入院，患者已绝经，否认绝经后阴道流血，1 个月前于我院门诊体检发现：宫腔占位最大径 2.9cm。妇科检查：宫颈光滑，萎缩。宫颈内口可见鸡卵大包块，触血（－），子宫常大，双附件区未触及明显异常。

超声检查：子宫体不大，有环，内膜不厚，内无彩色血流，肌层回声不均匀，右侧壁肌层可见低回声结节，范围约 1.60cm×0.87cm。宫腔内可见无回声，范围约 1.18cm×0.29cm，宫颈管内见低回声，范围约 2.91cm×2.86cm×2.78cm，回声不均（图 18－1），基底部可见有蒂与宫腔相连，内见条状血流（图 18－2）。双侧卵巢形态大小未见明显异常。盆腔内未见明显游离液性暗区。三维成像（图18-3）。提示宫腔积液，子宫低回声结节，考虑为肌瘤，宫颈管内低回声，注意黏膜下肌瘤脱入宫颈管，宫内置环。

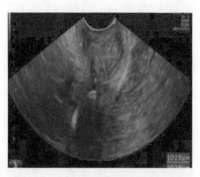

图 18-1　子宫黏膜下肌瘤二维超声：
宫颈管内见低回声

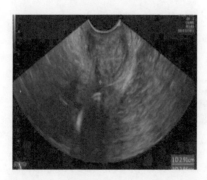

图 18-2　子宫黏膜下肌瘤 CDFI：基底部
可见有蒂与宫腔相连，内见条状血流

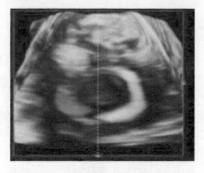

图 18-3　子宫黏膜下肌瘤三维成像：
脱入宫颈管内，界限清晰

患者于全麻下行宫腔镜子宫黏膜下肌瘤切除术及取环术，术中见：钳夹黏膜下肌瘤蒂部，完整切除黏膜下肌瘤，子宫颈管光滑，内膜光滑，可见圆形节育环一枚，双侧输卵管开口显示清晰。完整取出节育环一枚。大体标本描述：剖开黏膜下肌瘤，质韧，不脆。术后病理：平滑肌瘤（图18-4）。

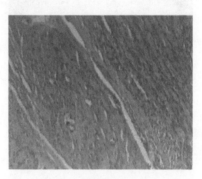

图18-4 病理图像（HE×40）：
镜下可见大量平滑肌细胞

🔬 病例分析

子宫肌瘤是女性生殖系统最常见的良性肿瘤，肌瘤由平滑肌细胞增生形成。根据肌瘤的生长部位，将肌瘤分为三种类型：肌壁间肌瘤、浆膜下肌瘤及黏膜下肌瘤，其中，黏膜下肌瘤占15%~20%，由于其来源于子宫平滑肌，质地较息肉或增生内膜硬，于子宫内膜与肌层间挤压子宫内膜，向宫腔内突入性生长，使宫腔产生异物反应导致收缩，将肌瘤逐渐推出宫腔，脱入宫颈，甚至到达阴道。黏膜下肌瘤患者月经多呈增多表现，肌瘤脱入宫颈后多出现持续出血表现。

经阴道超声检查是目前公认的诊断子宫肌瘤的首选检查方法，超声表现为宫腔下段或宫颈管内或阴道内可见低回声或混合型回声包块，1个或多个，病灶多呈条形或椭圆形，大部分界限清晰，有的可见包膜回声，并可见有蒂与宫腔相连，CDFI显示病灶周围可见环形或散在血流显示，肌瘤蒂内可见宽窄不一的条形彩色血流由宫腔延伸至肌瘤处，分支包绕肌瘤，可测及动静脉频谱，呈高速低阻型。

子宫黏膜下肌瘤患者常表现为不规则的阴道流血，或经期延长、经期血量增多，肌瘤脱出后出血症状更为明显，严重者可引起中重度贫血甚至休克，继发出血及感染、发生扭转或压迫膀胱或直肠时可能出现尿潴留或便秘等症状。

病例点评

子宫黏膜下肌瘤脱入宫颈管患者多数以阴道流血、阴道内触及包块来诊，在临床上可能误诊为子宫脱垂或子宫颈恶性肿瘤，在超声检查时应注意宫颈包块与宫腔之间的关系，配合CDFI扫查。黏膜下肌瘤脱出时超声表现多不典型，子宫内膜常回声不均，有的较粗糙，脱入宫颈管或阴道内时与宫颈肌瘤、宫颈息肉及宫颈癌不易区分，因此检查过程中应仔细观察宫腔内情况，探查肿块与内膜的关系，脱垂的黏膜下肌瘤及CDFI显示血供来源于蒂部，血管较粗。与肌瘤相连的蒂及其内的条形血管是检查的重要指征，且包块与宫颈管界限较为清晰，患者多自述有肌瘤甚至小黏膜下肌瘤的病史，有利于确诊。检查时要全程显示宫颈宫体全局，以免误诊。

参考文献

1. 徐秋栋，徐丽萍，王磊，等. 经阴道三维超声诊断子宫黏膜下肌瘤与肌壁间肌瘤临床分析. 医学影像学杂志，2016，26（3）：557-559.

（李艾卓）

笔记

019

子宫平滑肌脂肪瘤

病例介绍

患者女性，53 岁。体检发现子宫内肿物。既往体健，无特殊病史，绝经 2 年。无阴道流血，查体一般检查无阳性体征。妇检：外阴无异常，阴道通畅，宫颈光滑，子宫手拳大，质软，活动度好，无压痛，双附件区未及包块，无压痛。盆腔 CT：子宫内类圆形低密度影，边界清楚，界清，密度不均，CT 值：－53.87HU，无强化。考虑畸胎瘤。

阴式超声检查：子宫前倾，内膜厚约 0.3cm，子宫内见高回声结节大小：4.2cm×3.2cm×3.9cm（图 19-1），边界清晰，内部回声欠均匀，结节内未见血流信号（图 19-2）。

行全子宫切除术，术中切开子宫肌壁间见一个大小约 4.5cm×

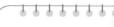

4.0cm×3.0cm肿瘤，有包膜，切面淡黄色，质细腻，切面漩涡状，黄白相间，脂肪变性，质不脆。病理：子宫平滑肌脂肪瘤。

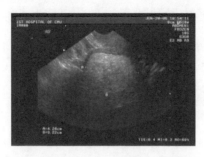

图 19-1　子宫平滑肌脂肪瘤二维超声：子宫内高回声结节，
边界较清晰，回声欠均匀

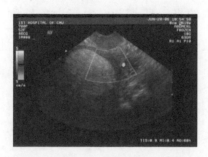

图 19-2　子宫平滑肌脂肪瘤 CDFI：结节内未见明显血流

病例分析

　　子宫平滑肌脂肪瘤（lipoleiomyoma）好发于中、老年妇女。可发生于子宫的各个部位，包括子宫颈、子宫体部。平滑肌脂肪瘤是含有大量脂肪的平滑肌瘤，同时还含有血管成分的平滑肌瘤称为血管脂肪平滑肌瘤。其他类型的平滑肌瘤如上皮样平滑肌瘤也可以有脂肪成分。肿瘤平均直径为6cm，切面呈黄色、质软。镜下病理：脂肪细胞通常呈环状排列在血管周围，但有时可散在分布。在大多数情况下，平滑肌细胞占主要比例。血管脂肪平滑肌瘤的血管成分可分为动脉、静脉、未定成分。纯脂肪瘤极为罕见，仅有少数报道。超声图像上肿瘤呈高回声，边界清楚，无明显血流，符合良性肿瘤的特征。CT检查肿块边界清楚，呈脂肪密度，增强扫描病灶无强化，易误诊为畸胎瘤。

病例点评

　　子宫平滑肌脂肪瘤是一种少见的良性肿瘤，它的临床表现与典型的子宫肌瘤相同，术前诊断困难。平滑肌脂肪瘤来源于间叶组织，可由不同比例的平滑肌细胞、血管内皮细胞或脂肪细胞组成，常发生于肾，亦被称为错构瘤，其多发于肝脏，极少发生于子宫。据国内文献报道子宫平滑肌脂肪瘤绝大多数发生于绝经后妇女。临床症状以不规则阴道流血、排液为主，或有下腹部胀、痛等症状，也可无任何临床症状。体征上表现为增大的子宫，无明显触痛，当肿瘤发生于浆膜下或阔韧带时，易被误诊为卵巢实质性肿瘤。该病目前尚无特异性的血清标志物，只能依靠影像学检查，超声图像表现为不均匀的高回声团在核磁共振标准自旋回波序列（SE序列）表现为短 T_1 稍长 T_2 信号，可以对含脂肪肿瘤做出定性诊断，并在翻转恢复序列（IR序列，亦称抑脂序列）成像上得到进一步证实，是现阶段最为明确的辅助诊断依据。

参考文献

1. 张丹，李燕东. 子宫间叶性肿瘤的组织学特点与超声诊断. 中华医学超声杂志（电子版），2017，14（11）：801 – 804.

2. 金英姬. 罕见的子宫血管平滑肌脂肪瘤超声表现1例. 中国超声医学杂志，2012，28（10）：950.

3. 易春林. 6例子宫平滑肌脂肪瘤的超声分析. 江西医药，2009，44（4）：363 –

笔记

364.

4. 程蓉岐，何峥 . 子宫脂肪瘤超声误诊一例 . 中华医学超声杂志（电子版），2007，4（3）：192.

5. 崔新明，祝淑娜，张伟 . 超声诊断子宫肌层平滑肌脂肪瘤 1 例 . 中国超声诊断杂志，2003，4（2）：141.

6. Terada T. Giant subserosal lipoleiomyomas of the uterine cervix and corpus：a report of 2 cases. Appl Immunohistochem Mol Morphol, 2015, 23（2）：e1 - e3.

7. Terada T. Large lipoleiomyoma of the uterine body. Ann Diagn Pathol, 2012, 16（4）：302 - 305.

8. McDonald AG, Dal Cin P, Ganguly A, et al. Liposarcoma arising in uterine lipoleiomyoma：a report of 3 cases and review of the literature. Am J Surg Pathol，2011，35（2）：221 - 227.

9. El Amine El Hadj O, Bouraoui S, Ben Fadhel CG , et al. Lipoma of the uterus：clinical and ethiopathological approach of 7 cases with immunohistochemical study of histogenesis . Tunis Med, 2010, 88（12）：916 - 919.

（李 平）

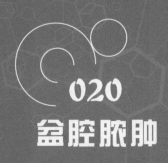

020
盆腔脓肿

📋 **病例介绍**

　　患者女性，51 岁。主诉"发热伴排尿困难半个月"。患者半个月前着凉后出现发热，约 38℃，伴有咽部不适，下腹胀，排尿困难、尿频、尿痛，未应用药物治疗，12 天前发热至 39.8℃，予抗感染治疗后，每日发热间隔延长，腹胀及排尿好转。查体：下腹部可触及直径约 8cm 肿块，质硬无压痛。

　　穿刺前超声检查：子宫体增大，无环，内膜厚度约 0.3cm，内无彩色血流，子宫肌层可见多个低回声，大者位于左侧壁，大小约 4.7cm×3.6cm。子宫两侧未显示正常卵巢组织回声。子宫颈峡部右后方见非均质无回声，范围约 10.5cm×8.9cm×10.4cm，囊壁薄厚不等，最厚处约 1.3cm，加压探头其内点状回声明显流动

笔记

（图20-1）。提示子宫多发肌瘤，子宫颈峡部右后方囊性包块，注意脓肿。

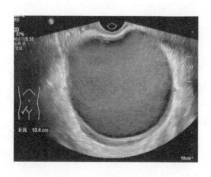

图20-1　盆腔脓肿超声表现：子宫颈峡部
右后方非均质无回声

其他检查：白细胞：$13.12 \times 10^9/L$，淋巴细胞比率：17.1%，中性粒细胞比率：76.5%，红细胞：$3.56 \times 10^{12}/L$，血小板：$819 \times 10^9/L$，血沉 $>90mm/h$。

患者于超声引导下行盆腔脓肿穿刺引流术，引出脓液472ml。术后白细胞下降至$9.33 \times 10^9/L$。穿刺后超声检查：左卵巢内见非均质无回声，大小约：$7.9cm \times 4.0cm$，有分隔（图20-2）。盆腔内未见明显积液。

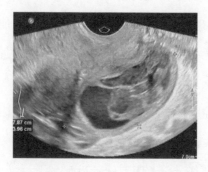

图20-2　盆腔脓肿穿刺后超声表现：左卵巢
非均质囊性包块（脓肿穿刺后19天）

病例分析

　　女性盆腔脓肿包括输卵管脓肿、卵巢脓肿、急性腹膜炎局限包裹脓液形成，部分由慢性盆腔炎反复发作，包裹机化形成。盆腔脓肿大多急性发作，病程较短，但小部分盆腔脓肿患者临床表现不典型，或由于抗生素使用不规范，治疗不彻底，反复发作，迁延不愈，容易导致误诊。盆腔脓肿可为单侧或双侧，或出现于子宫后方直肠凹陷处。输卵管脓肿可与卵巢脓肿并发相通，形成多房型脓肿。输卵管积脓较少时，走行较迁曲，呈管状，壁增厚，内壁粗糙。临床表现多为发热及下腹部疼痛。治疗上目前多采用经阴道超声引导下穿刺引流治疗，辅以抗生素综合治疗。

病例点评

　　盆腔脓肿因为所累及部位、病程进展阶段的不同，超声声像图的表现多种多样。典型的声像图表现为圆形或不规则形状的非均质无回声，囊壁一般较厚，边界清晰，中央部脓腔内几乎充满密集点状回声，分布较均匀。当脓肿沉积物较多，凝结成块时，可表现为均质低回声，可能不易与卵巢肿瘤鉴别，可通过加压探头，观察块状物是否有流动感加以鉴别。且卵巢肿瘤边界常较为清晰，抗感染治疗无效，而盆腔脓肿常表现为形态欠规整，界限不清晰，患者常伴有发热、腹痛、白细胞升高、白带增多变黄等全身反应，抗感染治疗后包块会逐渐缩小，CDFI 显示盆腔脓肿时可以观察到脓肿囊壁上的点状血流信号。经阴道超声扫查，探头触及包块时，患者痛感较为明显。如果脓肿未液化，表现为以囊实性或者实性为主时，

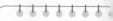

可行超声引导下包块穿刺活检，以避免不必要的手术治疗。

参考文献

1. 张瑞，陈施，刘朝晖．化脓性盆腔炎（盆腔脓肿）25 例临床分析．中国妇产科临床杂志，2018，19（3）：226 – 228.

2. 王军燕，汪龙霞，童新元，等．超声在盆腔炎性肿块与卵巢肿瘤鉴别诊断中的应用．中国超声医学杂志，2003，19（7）：547 – 549.

（李艾卓）

021
输卵管间质部妊娠

　　患者女性，29 岁。主诉"停经 43 天伴阴道少量血性分泌物 7 天"来诊。妇科检查：子宫常大，活动度可，呈轻压痛，双附件区未触及明显异常。

　　超声检查： 子宫体大小正常，内膜厚度约 0.9cm，宫腔内未见妊娠囊，右侧子宫角可见外突的妊娠囊回声，大小约 1.9cm × 1.9cm × 2.1cm（图 21 - 1），轮廓清晰，囊壁厚度约 0.41cm，呈高回声，血流较丰富，卵黄囊直径约 0.29cm，可见胎芽，长度约 0.4cm，可见胎心搏动（图 21 - 2，图 21 - 3），妊娠囊外侧未显示肌层，内侧与内膜距离约 0.6cm。盆腔可见无回声区，深度约 1.3cm。提示子宫右侧角外突妊娠囊，注意右侧输卵管间质部妊娠，

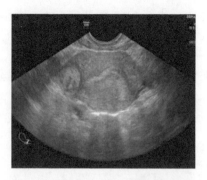

图 21 -1 输卵管间质部妊娠宫腔横切面：
右侧子宫角可见外突妊娠囊

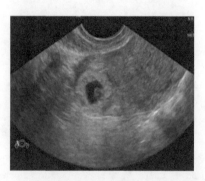

图 21 -2 输卵管间质部妊娠超声表现纵切面：
妊娠囊内可见卵黄囊及胎芽

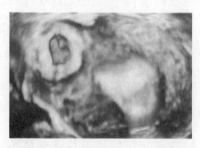

图 21 -3 输卵管间质部妊娠三维成像：
右侧宫角见妊娠囊，与子宫腔不相通

盆腔积液。

其他检查： 血 β – HCG > 10000mIU/ml。

MRI 检查所见：右侧宫角团块影，略外突，直径约 1.7cm，呈

稍长 T_1 稍长 T_2 信号，边缘少许短 T_1 信号，增强扫描边缘强化明显。MRI 诊断意见：右侧宫角异常信号影，妊娠囊可能性大。

患者于全麻下行腹腔镜右侧部分输卵管切除术，术中见右侧输卵管间质部增粗，约卵黄大，右卵巢常大。术后病理：右侧输卵管见大片绒毛组织，符合异位妊娠（图 21 - 4）。

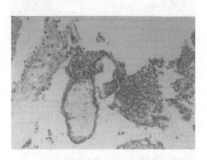

图 21 - 4　术后病理图像（HE × 20）：右侧输卵管
见大片绒毛组织，符合异位妊娠

病例分析

输卵管间质部是输卵管与子宫的交界处连入子宫角的肌壁内部分。输卵管的间质部妊娠属于异位妊娠，其发生率极低，占输卵管妊娠的 2% ~ 4%。由于输卵管间质部为子宫血管和卵巢血管的汇集区，血流丰富，一般输卵管妊娠在孕三个月左右破裂，破裂时诱发大量出血，可危及生命。

在超声图像上输卵管间质部妊娠与宫角妊娠不易鉴别，宫角妊娠是指受精卵着床于近子宫与输卵管口交界处的子宫角部的宫腔内，与子宫腔相通，可发展为宫内妊娠。输卵管间质部妊娠与宫角妊娠在超声上的主要鉴别点如下：①宫角妊娠的妊娠囊或妊娠包块可见与子宫内膜相延续，其周围可见完整较厚的肌壁层；间质部妊娠在妊娠囊或妊娠包块周边仅可见菲薄肌层围绕或无完整肌层，

CDFI 边缘可见丰富血流信号，且与子宫内膜不延续；②间质部妊娠增大时与宫角妊娠不易鉴别。

治疗上对于输卵管间质部妊娠的患者推荐手术治疗，且应争取在破裂前手术，以避免出现大量出血。

🏥 病例点评

输卵管间质部妊娠尚未破裂时，患者多无明显症状，且妇科医生查体时也无法发现明显异常，因此超声检查对于临床诊断十分重要。部分患者由于无明显症状，容易被忽略病情，有时多次超声检查始终未确诊或判断为正常早孕状态，因此对于血 β－HCG 测定阳性，有停经史的生育年龄女性患者，应注意仔细扫查子宫角及边缘位置，探头扫查一定要扫到子宫尽头。对于有剖腹产史的患者，可能阴式超声无法探及子宫边缘，一定要进行阴腹式联合扫查，必要时轻轻按压患者腹部，模拟妇科双合诊检查，有利于包块的显示。

参考文献

1. 陆琦，王玉东 . 2018 年美国妇产科医师学会《输卵管妊娠》指南解读 . 中国实用妇科与产科杂志，2018，34（3）：270 - 274.

2. 罗奕伦，熊奕，王慧芳，等 . 经阴道彩超对输卵管间质部妊娠诊断的临床价值 . 中国超声诊断杂志，2005，6（2）：115 - 117.

（李艾卓　刘艳君）

笔记

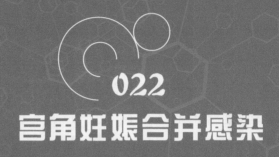

022
宫角妊娠合并感染

📋 病例介绍

　　患者女性，41岁。阴道流血1月余。当地诊刮：蜕膜组织，并见少许可疑滋养叶细胞，未见绒毛。诊刮后腹痛、发热（T：40℃），实验室检查：血 HCG：12825mIU/ml，白细胞（WBC）13.1×10⁹/L。

　　阴式超声检查：子宫较饱满，内膜显示较清晰（图22-1）；右侧宫角可见范围4.2cm×3.6cm蜂窝状回声（图22-2），其内血流丰富，血流呈五彩镶嵌状（图22-3），可探及低阻动脉频谱（图22-4）；双侧卵巢形态大小未见异常，双侧附件区未见包块样回声。盆腔未见积液。

　　患者于全麻下行子宫次全切除术及右输卵管切除术，术中见右输卵管水肿充血，大网膜粘连于右宫角后壁，右宫角膨大，表面有脓苔，其与大网膜粘连处流出少量黄绿色脓汁。切除后子宫标本：右宫角肌壁内见直径约3cm病灶，黄白色，质软，病理检查为出血坏死及绒毛结构。术后诊断：宫角妊娠合并感染。

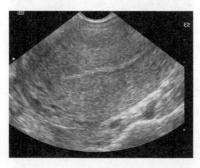

图 22 - 1　子宫体部纵切面超声图像：
子宫较饱满，内膜较薄，显示较清晰

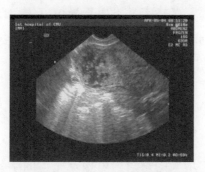

图 22 - 2　子宫角横切面超声图像：右侧宫角
可见范围4.23cm×3.63cm蜂窝状回声

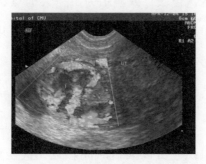

图 22 - 3　子宫角妊娠 CDFI：病灶血流丰富，
血流呈五彩镶嵌状

笔记

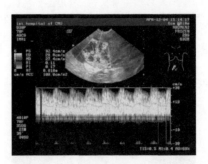

图 22 - 4　宫角妊娠频谱多普勒表现：
病灶可探及低阻动脉频谱

病例分析

　　宫角妊娠是子宫腔内的妊娠，胚胎种植在接近子宫与输卵管开口交界处的宫角部，严格定义不属于异位妊娠。随妊娠进展，其妊娠结局有三种：孕囊停止发育，致流产；孕囊在宫角处向外扩展，使宫角膨胀外突，最终导致宫角破裂；孕囊亦可向宫腔扩展，妊娠可延至晚期而自然分娩。宫角妊娠者于早孕期行人流吸宫，可仅吸出蜕膜而无绒毛。声像图表现为子宫不对称增大，一侧宫角膨大向外突出。典型者在增大的宫角内可探及完整的孕囊，部分可见胚芽及胎心。不典型者增大的宫角呈混合性团块，内可见杂乱的无回声区；或呈出血性囊状包块；或显示为由粗大的点状、斑块状回声组成的蜂窝状回声团块。本例病灶处由于滋养层合并感染而导致血流异常丰富，呈五彩镶嵌状。

　　临床表现常有停经史和早孕反应，血 β - HCG 值升高。此例患者由于合并感染，血白细胞也有升高。与其他异位妊娠相比，由于宫角周围有肌肉组织，所以破裂时间较迟，甚至妊娠 16 ~ 18 周时才出现。宫角部是子宫血管与卵巢动静脉及输卵管血管吻合处，血运丰富，孕卵种植在此异常位置，随着孕周增长，宫角肌层变薄，一旦肌层破裂，出血甚多，若诊断延误可危及生命。

宫角妊娠可引起各种并发症，常见的是流产、子宫破裂和胎盘残留。子宫破裂是最严重的并发症。宫角妊娠，因胎盘附着部位异常、流产或分娩时，易发生胎盘残留，剥离困难，清宫无法止血，常需要剖腹切除该侧子宫角部。

🔲 病例点评

此例宫角妊娠合并感染实属罕见。宫角妊娠的诊断标准目前尚不统一，Jansen 等人提出的诊断标准为：腹痛伴有子宫不对称性增大，续以流产或破裂；直视下发现子宫角一侧扩大，伴有圆韧带外侧移位；胎盘滞留在子宫角部。符合上述任一项者可考虑为宫角妊娠。

宫角妊娠与输卵管间质部妊娠的鉴别：输卵管间质部位于宫角，是输卵管通向子宫的交接处，由子宫肌组织包绕，全长约2.0cm，受精卵种植在该部，即形成间质部妊娠。因孕卵在宫角输卵管开口处输卵管侧的宫腔外着床、发育，属异位妊娠范畴。腹腔镜检查或开腹时，可根据圆韧带位于突出包块的关系与输卵管间质部妊娠鉴别。若圆韧带位于突出包块的外侧为子宫角妊娠，如圆韧带位于突出包块内侧则为输卵管间质部妊娠。

超声影像学诊断标准：孕囊位于宫角部位，并与子宫内膜线连续，而且其周围可见完整的肌壁层。

参考文献

1. 吴丽霞，罗友，魏春英，等. 超声检查在宫角妊娠和间质部妊娠定位诊断中的应用. 蚌埠医学院学报，2017，42（3）：374 - 375.

笔记

2. 徐莹莹. 彩色多普勒超声对间质部妊娠与宫角妊娠的鉴别诊断价值. 影像研究与医学应用, 2018, 2（12）：124-126.

3. 王亮琴, 张玉玲, 蓝琼. 早期宫角妊娠的超声诊断与鉴别诊断. 中外医学研究, 2018, 16（7）：70-71.

4. Grant A, Murji A, Atri M. Can the Presence of a Surrounding Endometrium Differentiate Eccentrically Located Intrauterine Pregnancy from Interstitial Ectopic Pregnancy? J Obstet Gynaecol Can, 2017, 39（8）：627-634.

5. Srisajjakul S, Prapaisilp P, Bangchokdee S. Magnetic resonance imaging in tubal and non-tubal ectopic pregnancy. Eur J Radiol, 2017, 93：76-89.

6. Alalade AO, Smith FJE, Kendall CE, et al. Evidence-based management of non-tubal ectopic pregnancies. J Obstet Gynaecol, 2017, 37（8）：982-991.

7. Ramkrishna J, Kan GR, Reidy KL, et al. Comparison of management regimens following ultrasound diagnosis of nontubal ectopic pregnancies：a retrospective cohort study. BJOG, 2018, 125（5）：567-575.

8. Nadi M, Richard C, Filipuzzi L, et al. Interstitial, angular and cornual pregnancies：Diagnosis, treatment and subsequent fertility. Gynecol Obstet Fertil Senol, 2017, 45（6）：340-347.

9. Baltarowich OH. The Term "Cornual Pregnancy" Should Be Abandoned. J Ultrasound Med, 2017, 36（6）：1081-1087.

10. Blancafort C, Graupera B, Pascual Mà, et al. Diagnosis and laparoscopic management of a rudimentary horn pregnancy：Role of three-dimensional ultrasound. J Clin Ultrasound, 2017, 45（2）：112-115.

11. Keriakos R, Khalid S. MyoSure in management of cornual ectopic pregnancy. J Obstet Gynaecol, 2016, 36（4）：426-427.

12. 程任捷, 李卫平. 经阴道彩色多普勒超声对宫角妊娠的诊断. 中国临床研究, 2018, 31（5）：653-655.

（李　平）

023
输卵管妊娠（胎囊型）

病例介绍

患者女性，35岁。主诉"停经47天，间断阴道流血1周、间断腹痛3天"来诊。平素月经规律，呈6/30天型，量中等，色暗红，有少量血块，不伴经期下腹痛，末次月经47天前，行经同前，1周前劳累后间断阴道流血，量少，色暗红，有血块，彩超检查提示异位妊娠入院。妇科检查：后穹窿触痛阳性，左侧附件区增厚，压痛阳性，右侧附件区增厚，无压痛。一般状态可，心肺听诊无异常，肝脾肋下未触及，四肢活动自如。患者病来无头晕头迷，无恶心、呕吐，无胸闷、气短，饮食睡眠可，大小便正常，体重未见明显变化。

超声检查：子宫体略增大，子宫内膜增厚，回声不均匀，宫腔内可见长条形无回声，范围约0.4cm×0.2cm（图23-1），肌层回声均匀，未见结节样回声。左卵巢大小约2.8cm×1.6cm，左卵巢内侧可见妊娠囊，大小约2.0cm×0.7cm×1.0cm，可见卵黄囊，直径约0.3cm，可见胎芽，长度约0.5cm，可见胎心搏动（图23-2，图23-3）。右卵巢未见明显异常。盆腔可见无回声区，深度约1.0cm。超声提示左卵巢内侧妊娠囊，胎芽胎心可见（注意异位妊娠胎囊型），宫腔积液。

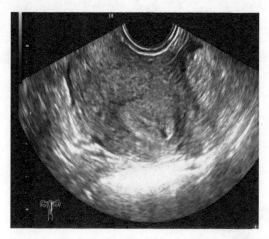

图23-1　子宫二维超声图像：宫腔少量积液

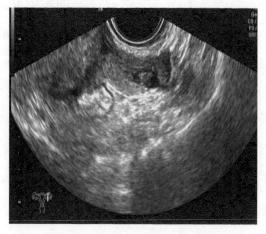

图23-2　左附件区二维超声：
左卵巢内侧妊娠囊，其内可见胎芽

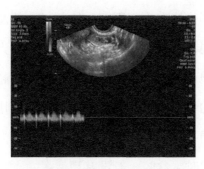

图 23-3　左附件区边缘频谱多普勒表现：
左卵巢内侧妊娠囊，其内可见胎心搏动

其他检查：血 β-HCG > 10000mIU/ml。

患者于全麻下行腹腔镜左侧输卵管切除术，术中见盆腔内凝血块及游离血约 200ml，子宫形态饱满，表面光滑，活动良好。左侧输卵管壶腹部增粗呈腊肠型，表面着紫蓝色，双侧卵巢、右侧输卵管外观正常。大体标本描述：左侧输卵管剖开内见绒毛组织。术后病理：左侧输卵管见绒毛组织（图 23-4）。

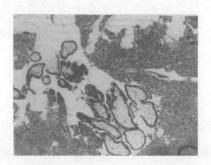

图 23-4　病理（HE×20）：左侧输卵管见绒毛组织

🔬 病例分析

受精卵着床于子宫腔以外的脏器或组织内，称为异位妊娠，是妇产科最常见的急腹症之一，多发生于生育年龄，20~40 岁。输卵管妊娠是最常见的异位妊娠，占 90% 以上，可引起腹腔大量出血。

输卵管妊娠多发部位依次为壶腹部、峡部、伞部及间质部。

根据病程进展，输卵管妊娠声像图特点可分为以下类型：

Ⅰ型：胎囊型。见于输卵管妊娠未破裂时。超声检查可见附件区圆形或椭圆形胎囊样回声，有时可在其中看到胎芽及胎心搏动。CDFI 显示胎囊周围半环形或环形血流，频谱多普勒显示为高速低阻型。胎囊未破裂时，盆腔一般没有积液。

Ⅱ型：包块型。见于输卵管妊娠流产或破裂后。超声检查可见子宫周围、附件区出现形态不规则、界限不清晰的低回声或混合性回声，有时可见形态不规则的孕囊，囊壁较厚，多无法显示胎芽及胎心搏动。CDFI 显示包块边缘点状、条状的血流，频谱多普勒显示连续性低阻型。由于胎囊破裂，产生大量出血，盆腹腔可见大量积液，积液多不清晰，可见点状或絮状稍高回声。

Ⅲ型：陈旧型。见于输卵管妊娠破裂后，时间较长，经过反复出血、包裹，形成与子宫或附件分界不清的形态不规则非均质低回声或混合性包块。CDFI 显示包块内或边缘星点状彩色血流，频谱多普勒显示低阻型。盆腔内有无积液的情况均可出现，与破裂时长有关。

输卵管妊娠的发病原因多种，包括输卵管炎症、输卵管妊娠史或手术史、输卵管发育不良或功能异常、辅助生殖技术等。超声是首选的常规检查方法，后穹窿穿刺及血 β–HCG 测定可用于进一步判断。超声诊断正确率可达 92.3% ~ 96.2%，特异性达 92.3%。

超声可见子宫正常或稍增大，子宫内膜增厚，宫内无妊娠囊及胎芽。有时子宫腔内可见圆形"假妊娠囊"（蜕膜管型与出血导致），卵巢周围可见界限尚清晰的妊娠囊、卵黄囊及胎芽影像，并可见胎心搏动。

治疗上对于胎囊型异位妊娠推荐手术治疗，且应争取在破裂前手术，以避免出现大量出血。

病例点评

　　输卵管妊娠（胎囊型）为早期孕囊在输卵管内生长且尚未破裂，症状多不明显。在卵巢周围见妊娠囊及胎芽、胎心搏动，妊娠囊周围可见回声较强的蜕膜及滋养层血流为诊断的直接证据。部分患者由于无明显症状，容易被忽略病情，因此对于血 β-HCG 测定阳性，有停经史的生育年龄女性患者，应注意扫查双侧附件区，宫旁或卵巢旁可见孕囊样无回声，孕周到一定时间可见胎芽和（或）胎心搏动。注意与黄体等鉴别，放大可疑包块，并用 CDFI 仔细扫查，需要注意鉴别胎心搏动与患者自身血管搏动，如果是患者自身的血管搏动，则频率应与患者相同，而胎心搏动的频率远远高于患者心率。对于这样的患者在扫查过程中也应注意不要过分用力加压探头，嘱咐患者及时到妇产科就诊，不要做可能加大腹压的运动，以免引起包块破裂，导致大量出血，危及生命。

参考文献

1. 陆琦，王玉东 . 2018 年美国妇产科医师学会《输卵管妊娠》指南解读 . 中国实用妇科与产科杂志，2018，34（3）：270-274.

（李艾卓）

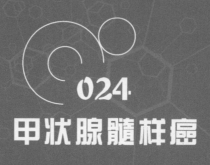

024
甲状腺髓样癌

📋 病例介绍

【病例1】患者女性，52岁。以"体检发现甲状腺肿物1个月"为主诉入院。超声检查：甲状腺右叶中心偏前可见一结节，大小约1.6cm×0.7cm，内呈混合性回声，以低回声为主，形态不规则，轮廓较清晰，后方回声增强，内可见短条状点状强回声，血流较丰富。超声提示甲状腺右叶结节伴微钙化，低回声为主，形态不规则（TI-RADS 4B级）（图24-1A，图24-1B）。全麻下行甲状腺全切及改良型右颈部淋巴结清扫术，术后诊断：甲状腺髓样癌伴右颈部淋巴结转移。

【病例2】患者女性，52岁。以"体检发现甲状腺肿物3个月"为主诉入院。超声检查：甲状腺左叶中部见低回声，大小约

1.3cm×1.1cm×1.1cm，形态不规则，周边见血流。超声提示甲状腺左叶结节伴微钙化，形态不规则（TI‐RADS 4B 级）（图 24‐1C，图 24‐1D）。全麻下行甲状腺全切及改良型左颈部淋巴结清扫术，术后诊断甲状腺髓样癌伴左颈部淋巴结转移。

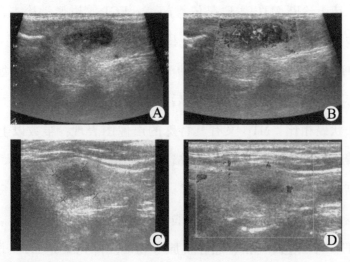

A. 甲状腺右叶结节不规则，以低回声为主，可见点状强回声；B. 结节内血流较丰富；C. 甲状腺左叶结节不规则，呈低回声可见点状强回声；D. CDFI 结节边缘见少许血流。

图 24‐1　甲状腺髓样癌

病例分析

甲状腺髓样癌（medullary thyroid carcinoma，MTC），起源于甲状腺滤泡旁细胞（C 细胞），是一种较少见的甲状腺恶性肿瘤。甲状腺髓样癌分为散发型甲状腺髓样癌（Sporadic medullary thyroid carcinoma SMTC）和遗传型甲状腺髓样癌（Hereditary medullary thyroid carcinoma HMTC）。散发型以中老年较多，高发年龄为 45～50 岁，其中单发结节多见。HMTC 属家族性的常染色体显性遗传疾病，是 2 型多发内分泌肿瘤（Multiple endocrine tumors of type 2

 笔记

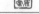

MEN2）的一种表现，而当 MTC 合并嗜铬细胞瘤及甲状旁腺功能亢进为 MEN 2A 型，MTC 合并嗜铬细胞瘤、多发黏膜神经瘤及马凡综合征则为 MEN2B 型。

甲状腺髓样癌的恶性度较高，预后较差，因此，早期诊断很重要。临床上诊断 MTC 主要是依靠超声、ECT 等影像学检查，再结合病史及 MTC 特有的实验室生化检查来明确。

MTC 可以具有甲状腺恶性肿瘤的一般声像图表现，例如低回声，形态不规则，界限不清晰，后方衰减，微钙化等。但与最常见的乳头状癌相比，MTC 又有其特殊的声像图表现：半数以上 MTC 边界清晰，回声低，仅有少数纵横比 >1，部分结节伴有粗大钙化，淋巴结转移癌的钙化发生率较高。有些 MTC 的超声图像与良性结节很难区分，尤其是与甲状腺腺瘤鉴别困难，容易出现误诊。

MTC 可产生降钙素、癌胚抗原等物质。降钙素是 MTC 非常重要的肿瘤标志物，它在 MTC 患者的筛查、诊断、手术效果的评价、预后及随诊中都发挥着重要的作用。

手术切除是甲状腺髓样癌的首选根治方式。

病例点评

甲状腺髓样癌的超声图像特点错综复杂，容易漏误诊。既可以表现为低回声、形态不规则、界限不清晰、纵横比 ≥1、后方衰减、微钙化这些常见的甲状腺癌超声特点，也可以表现为低回声、极低回声或高低混合性回声，形态较规则，界限清晰，有宽窄不一的声晕，粗钙化。

当甲状腺髓样癌的病灶具有恶性肿瘤的常见特征时，即使不易诊断出 MTC，也不容易漏诊，不会影响患者的诊断和治疗。但部分

MTC 病灶的超声特点不典型，与甲状腺腺瘤相似，呈椭圆形，周边可有不完整的晕环及血流信号环绕，内部可伴有粗大钙化及丰富的血流信号，容易漏诊。

故甲状腺内低回声、极低回声或高低混合性回声结节伴或不伴有粗钙化时，无论形态是否规整，有无声晕，均不应轻易诊断为良性，较大的腺瘤型结节，伴有晕环不规则或环绕血流中断时也要注意 MTC 的可能。

参考文献

1. 蔡胜，欧阳云淑，李建初，等. 超声对甲状腺髓样癌的诊断价值. 中国超声医学杂志，2008，24（12）：1071 - 1075.

2. Abraham DT，Low TH，Messina M，et al. Medullary thyroid carcinoma：long - term outcomes of surgical treatment . Ann Surg Oncol，2011，18（1）：219 - 225.

3. 王延海，吕慧娜，杨晔，等. 高频超声对甲状腺髓样癌的诊断价值. 中国医学影像学杂志，2016，24（4）：261 - 263.

（冯跃琴　刘艳君）

025
急性化脓性甲状腺炎

病例介绍

患者男性，33岁。颈部疼痛伴发热15天。患者半个月前无明显诱因出现颈部疼痛伴发热，最高达39℃。外院诊断为"亚急性甲状腺炎"，予对症治疗4天，症状无明显减轻。查体：甲状腺峡部肿大，左叶Ⅲ度肿大，有压痛，颈部未闻及血管杂音。血常规WBC：18.75×10^9/L，中性粒细胞计数：15.97×10^9/L。甲状腺功能：FT4：25.99pmol/L，TSH：0.0066pmol/L，TG：213.00ng/ml，余正常。

超声检查：甲状腺右叶形态大小正常。左叶横径4.2cm，前后径3.5cm，上下径>5.5cm。峡部0.6cm。甲状腺左叶增大，回声减低，明显不均匀，腺体内可见不规则非均质无回声区（图25-1A），范围3.3cm×1.8cm，其内可见点状低回声和强回声，加压探头有颤动感，无回声内未见血流，边缘部可见血流（图25-1B），前缘外突与颈前带状肌分界欠清晰，吞咽移动不明显。提示甲状腺左叶回声减低伴液性变，注意化脓性炎性改变，左颈部淋巴结肿大。

　　其他检查：颈部增强 CT：甲状腺左叶增大，轮廓模糊，其左侧缘见多发囊性低密度影（图25-1C），各囊间似相通，CT 值约26HU，增强扫描未见确切强化，邻近结构界限不清，左侧颈内静脉受压变形，气管受压向右移位。提示左侧甲状腺囊实性病变。

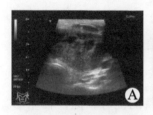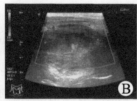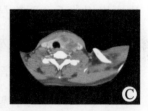

　　A. 甲状腺左叶不均质无回声区；B. CDFI 边缘部可见彩色血流；C. 甲状腺左叶多发囊性低密度影。

图25-1　急性化脓性甲状腺炎

　　临床诊断：化脓性甲状腺炎。行脓肿切开引流术，脓汁细菌培养，未见细菌生长。

病例分析

　　急性化脓性甲状腺炎（acute suppurative thyroiditis，AST）的临床表现为：高热、白细胞升高、血沉加快、颈前区疼痛及局部压痛等炎症表现，当脓肿形成时，脓肿形成部位可触及波动感。

　　超声是急性化脓性甲状腺炎首选的常规检查方法，其超声特点为：局部压痛明显；患侧甲状腺体积增大；结节内部回声不均匀伴坏死液化；病灶多位于左侧叶。AST 病情进展较快，常需手术治

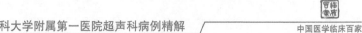
疗，超声检查可动态观察病情变化，必要时行超声引导下穿刺引流。本病早期主要与亚急性甲状腺炎（subacute thyroiditis，SAT）相鉴别。SAT多为甲状腺对称性弥漫性中度肿大，轻度压痛，双侧叶腺体片状低回声，虫蚀样，边界模糊，激素治疗有效，可能与病毒感染有关。

CT典型表现为囊性低密度影，边缘见较厚脓肿壁、内壁不光滑，多房脓肿可显示病灶内多发分隔，增强扫描脓肿壁及分隔明显强化，病变中央区液化不强化。CT可以显示脓肿的侵犯范围、与周围组织关系及明确是否存在原发病。

MRI的典型表现为脓肿壁呈等T_1等T_2信号，病变中央脓液呈较均匀的长T_1长T_2信号，DWI显示病变中央脓液呈高信号。尽管MRI诊断AST的脓肿壁及脓液形成情况有独特的优势，但在临床诊断中较少应用。

病例点评

AST临床较为少见，其原因与甲状腺有完整包膜、丰富的血液供应和淋巴灌流以及局部高浓度的碘离子，使其极难发生化脓性感染有关。其常好发于已有甲状腺肿、腺瘤或结节及有梨状窝瘘等先天畸形的患者。本例未见上述常见好发因素，早期误诊为亚急性甲状腺炎，半个月后其声像图为脓肿样回声。

参考文献

1. Smith SL, Pereira KD. Suppurative thyroiditis in children: a management algorithm. Pediatr Emerg Care, 2008, 24 (11): 764-767.

（于　双　刘艳君）

026
甲状腺滤泡性癌

病例介绍

患者女性，年龄42岁。2年前体检发现颈前随吞咽活动的肿物，无疼痛，无声音嘶哑，无饮水呛咳，无压气感，无吞咽困难及异物感。

超声检查： 甲状腺左叶近下极见中等偏低回声，大小约2.7cm×2.1cm，形态欠规则，边界较清晰，其内回声不均匀，伴点状高回声，周边可见低回声晕，彩色多普勒显示结节周边及内部见较丰富血流信号（图26-1）。颈部未见肿大淋巴结。提示甲状腺左叶结节，腺瘤样，形态欠规则伴钙化（TI-RADS 4A级）

其他检查： 1. CT检查示甲状腺左叶增大，双侧甲状腺内可见数个大小不等类圆形低密度影，以左叶为著，较大者约2.0cm×

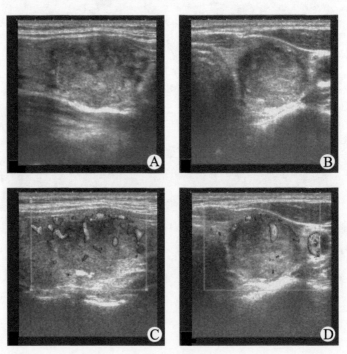

A. 纵切面，结节内部呈中等偏低不均质回声；B. 横切面，结节周边可见厚薄不均低回声晕；C. 纵切面 CDFI，结节周边及内部可见较丰富血流信号；D. 横切面 CDFI。

图 26-1　甲状腺左叶滤泡癌

2.2cm，CT 值约 42HU，包膜完整，边缘呈蛋壳样钙化，气管无明显受压移位。双侧颈部未见明显肿大淋巴结。提示双侧甲状腺多发结节性病变，良性可能大。2. 甲状腺功能化验检查结果正常。

　　患者全麻下行甲状腺左叶全切除术，左侧中央区淋巴结清扫。术中病理回报为良性病变，术后常规病理为甲状腺滤泡癌，未见转移淋巴结。

病例分析

　　甲状腺滤泡癌（follicular thyroid carcinoma，FTC）发病率居甲状腺恶性肿瘤的第 2 位，占甲状腺恶性肿瘤的 5%～20%，通常经血行转移至肺、骨等部位，血行转移较淋巴转移多见，部分患者在肿瘤转移或复发后才被确诊。

其病理特征为镜下瘤细胞发生滤泡状异型变化，而无乳头状癌细胞核分化特征，包膜常不完整，淋巴管和血管常有浸润，可见到静脉内瘤栓。

病理学或影像学上，甲状腺滤泡性癌的诊断难点为其与甲状腺滤泡性腺瘤的鉴别诊断。病理学镜下观察，甲状腺滤泡癌与滤泡性腺瘤相似，多数具有滤泡结构及完整包膜，与滤泡性腺瘤不同的是，滤泡癌内肿瘤细胞较密实，肿瘤包膜不规则增厚，肿瘤内常有坏死区域。明确的包膜及血管浸润是甲状腺滤泡癌与滤泡性腺瘤最主要的区别，因穿刺病理不能提供这些信息，故单从细胞学特征上无法准确区分甲状腺滤泡癌与腺瘤，仅能依靠组织学标本中肿瘤浸润包膜的程度、肿瘤周围组织浸润和（或）发生转移区分，有时会因未见明确血管浸润或取材不足而漏诊。

超声图像上，甲状腺滤泡癌常有如下特征：

1. 肿瘤直径：甲状腺滤泡癌平均直径较甲状腺滤泡性腺瘤偏大，但单凭肿瘤大小可能无法对滤泡癌和滤泡性腺瘤作出区分。

2. 形态：大多数滤泡肿瘤为椭圆形或圆形，这可能与肿瘤内部生长较一致，以及外周有包膜有关。随着肿瘤的进一步生长，部分包膜可形成突起，出现不规则形，包括小分叶状、大分叶状甚至多结节状。不规则形在滤泡癌中更常见可能表明滤泡癌的局部生长加速。

3. 内部回声：甲状腺滤泡癌内部回声多样，可表现为等回声、高回声及低回声，研究显示低回声是滤泡癌的危险因素，回声减低的原因可能是滤泡细胞快速紊乱生长，失去正常甲状腺实质中滤泡的正常有序排列。

4. 声晕：声晕对应于切除标本中滤泡肿瘤周围的包膜以及周围被挤压的血管，边界清晰、完整的包膜是病理医生诊断腺瘤的重要条件。甲状腺滤泡性腺瘤存在声晕，且声晕薄而均匀，而多数甲状腺滤泡癌无声晕或者即使存在声晕，但声晕厚薄不均。根据大体病理所见，甲状腺滤泡癌包膜由于受到肿瘤细胞的浸润而引起反应性纤维增生，多伴不规则增厚，在声像图上表现为厚薄不均不完整的低回声晕。

5. 钙化：甲状腺滤泡癌中的钙化模式与乳头状癌中的微小钙化有一定区别，前者多表现为零星的点状钙化或粗大的钙化以及包膜弧形或不连续钙化。其原因可能是甲状腺滤泡癌中没有沙砾体结构，但多数甲状腺滤泡癌内部容易发生坏死及出血，继而发生钙盐沉积，另外甲状腺滤泡癌包膜受肿瘤侵袭而发生反应性纤维增生，容易增厚、钙化。

6. 血流：由于甲状腺滤泡癌肿瘤内部的无序生长，内部血供通常较丰富，尤其是恶性肿瘤。研究发现尽管内部血流较丰富的结节在滤泡癌中更多见，但与腺瘤相比差异无统计学意义。

⊕ 病例点评

本病例超声图像显示甲状腺结节呈中等偏低回声，边界较清晰，周边可见声晕，与甲状腺乳头状癌的超声征象不同，后者常表现为低回声，形态不规则。本病例彩色多普勒超声图像显示结节内的血流信号较丰富，且血流的形态特征不具有特异性，易误诊为甲状腺腺瘤。

此病例的诊断要点主要为结节周边声晕厚薄不均，且结节内部多发点状微钙化，钙化的形态既不同于良性增生结节的彗星尾状钙化，也不同于恶性结节中典型的砂砾样钙化。综合分析病灶的超声图像特征，尤其是周边不完整声晕及钙化表现，有助于提高滤泡性癌的早期超声诊断。

参考文献

1. Zhang JZ, Hu B. Sonographic features of thyroid follicular carcinoma in comparison with thyroid follicular adenoma. J Ultrasound Med，2014，33（2）：221－227.

2. 郑梅娟，薛恩生，何以牧，等. 滤泡型甲状腺乳头状癌的超声表现及误诊分析. 中华医学超声杂志（电子版），2014，（5）：388－392.

3. 赖兴建，张波，姜玉新，等. 常规超声对甲状腺滤泡肿瘤的鉴别诊断价值. 中国医学科学院学报，2013，35（5）：483－487.

（李乔贝）

027
乳腺纤维腺瘤

病例介绍

患者女性，32 岁。体检发现乳腺结节，近一周增大来诊。超声所见：右乳腺可见多个低回声，大者位于 8 点，范围约 3.0cm × 1.1cm × 1.9cm（图 27 - 1A），轮廓界限清晰，边缘规则，分叶状，边缘及其内可见点状血流，次大者为相同性质低回声，位于 2 点，范围约 2.0cm × 1.0cm × 1.6cm（图 27 - 1B），边缘见血流。左乳腺可见多个低回声，大者位于 3 点，范围约 1.8cm × 0.9cm，轮廓界限清晰，边缘规则，边缘见血流（图 27 - 1C）。手术病理：纤维腺瘤。

病例分析

乳腺纤维腺瘤是最常见的乳腺良性肿瘤，是由腺上皮和纤

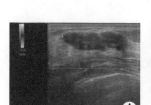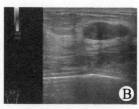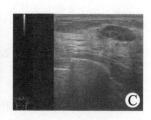

A. 右乳腺 8 点纤维腺瘤，CDFI 边缘有血流；B. 右乳腺 2 点纤维腺瘤，CDFI 边缘有血流；C. 左乳腺 3 点纤维腺瘤，CDFI 边缘有血流。

图 27 - 1　乳腺多发纤维腺瘤

维组织两种成分混合组成。好发于年轻女性，与患者体内性激素水平失衡有关。多发生于乳腺外上象限，呈椭圆形或卵圆形，界限清晰，活动度好，肿瘤大小多 1～3 cm，多数（约 75%）为单发，少数为多发，如果直径≥5 cm，则称为巨大纤维腺瘤。纤维腺瘤生长缓慢，妊娠或哺乳期时可急骤增长，极少恶变。诊断主要依据超声，表现为界限清晰的低回声，可有分叶，多数有边缘血流，可伴有粗大钙化。手术切除是治疗纤维腺瘤的有效方法。

🗒 病例点评

1. 该患者为年轻女性，体检发现肿物多年，无明显症状，肿物近期有所增大。2. 超声表现：肿物界限清晰，边缘规则，后方回声无改变，血流表现为边缘性血流，无微钙化，无后方衰减等恶性特征，符合乳腺纤维腺瘤的超声特征。3. 一些纤维腺瘤可呈浅分叶状，后方回声可增强，有侧方声影；其内可有粗大的钙化；可有内部的血流。多分叶的纤维腺瘤需要和叶状肿瘤相鉴别，叶状肿瘤较大，有恶变时表现与乳腺癌相似，最终需要术后病理诊断。

笔记

参考文献

1. 王学梅，张义侠. 乳腺超声诊断与病例分析. 沈阳：辽宁科学技术出版社，2015.

2. 彭玉兰. 乳腺高频超声图谱. 北京：人民卫生出版社，2004.

（张义侠　耿　晶）

028
乳腺导管内乳头状瘤

病例介绍

　　患者女性，50 岁。发现右乳头血性溢液 1 个月来诊。超声所见：右乳腺可见多个扩张导管，中央区明显（图 28 - 1A），近 3 点乳晕处导管内径约 0.4cm，内可见低回声，界限清晰，范围约 1.2cm × 0.5cm（图 28 - 1B），内见点状血流显示（图 28 - 1C）。经术前超声引导下定位后（图 28 - 1D），手术病理结果：乳腺导管内乳头状瘤伴局部导管上皮异性增生。

病例分析

　　乳腺导管内乳头状瘤是指发生在导管上皮的良性肿瘤，可发生

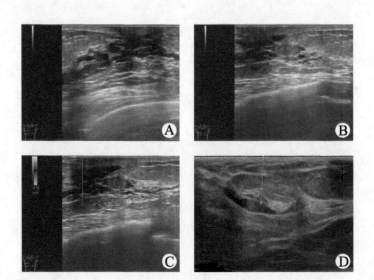

A. 右乳腺中央区扩张导管；B. 右乳腺 3 点处导管内乳头状瘤；C. 右乳腺 3 点处导管内乳头状瘤内有血流；D. 右乳腺导管内乳头状瘤术前定位。

图 28 -1　右乳导管内乳头状瘤

在青春期后任何年龄的女性，多见于产后妇女，以 40~50 岁较多，是临床上常见的乳腺良性肿瘤，在乳腺良性肿瘤中的发病率仅次于乳腺纤维腺瘤。2003 年世界卫生组织（WHO）将导管内乳头状瘤分为中央型和外周型。中央型乳头状瘤多发生在乳腺中央区乳晕下方的 1、2 级乳腺导管内，又称大导管内乳头状瘤，癌变率较低。外周型乳头状瘤多发生在终末导管 – 小叶单位，可有多发性导管内乳头状瘤，癌变率较中央型高，为 5%~12%。

临床表现多表现为乳头溢液，多数为血性溢液，少数为浆液性；溢液多数为自发性，单乳头单孔的血性溢液，有的为间歇性，挤压乳头周围可有溢液流出。多数患者肿瘤较小，有些患者肿瘤较大时可伴有乳腺肿块、乳腺疼痛等症状。

影像学诊断主要依据乳腺超声，可分为 3 种类型，Ⅰ型：表现为扩张的导管内可见乳头样实性低回声、等回声或稍高回声，基底部有蒂与导管壁相连，有些乳头基底较宽，多数在乳头内或基底部

笔记

可显示血流。Ⅱ型：囊实混合结节型，结节界清，囊壁见实性乳头状突起、实性肿块或实性肿块边缘仅显示少量无回声区，结节内可见血流。Ⅲ型：实性结节型，不显示扩张导管，肿块呈分叶状或不规则形，低回声或等回声，边界清，似有包膜，结节内可见血流。Ⅰ型和Ⅱ型多见，结合乳头溢血的病史较容易诊断；Ⅲ型不容易诊断。X射线乳腺导管造影检查也是常用的检查方法之一，造影后如果出现导管内圆形、类圆形充盈缺损，则支持导管内乳头状瘤的诊断；如果表现为导管杯口状或鼠尾状截断，且伴有导管形态僵硬时，应怀疑导管内乳头状瘤恶变。乳管镜检查，对于乳头溢液患者可选择此项检查，可以直观显示肿瘤的大小、位置，提高了乳管内隆起性病变的诊断率。因导管内乳头状瘤存在一定的恶变率，一旦确诊主张手术切除。

病例点评

1. 该患者为中老年女性，有乳头血性溢液的典型临床表现。

2. 超声表现：乳头中央区导管扩张，导管内可见乳头样低回声，界限清晰，乳头内有血流，符合导管内乳头状瘤超声特征。

3. 此例为中央型导管内乳头状瘤，对于多发的及外周型的导管内乳头状瘤患者因其癌变率高于单发的中央型要仔细观察有无恶性特征。

4. 典型的导管内乳头状瘤结合乳头溢液的病史容易诊断；对于囊实混合型导管内乳头状瘤需要与复杂囊性病变包括积乳囊肿、脓肿及乳腺癌伴肿瘤内出血等疾病进行鉴别；对于以实性为主的导管内乳头状瘤不容易与其他肿瘤鉴别最终需要术后病理诊断来确诊。

参考文献

1. 王学梅，张义侠. 乳腺超声诊断与病例分析. 沈阳：辽宁科学技术出版社，2015.

2. 彭玉兰. 乳腺高频超声图谱. 北京：人民卫生出版社，2004.

（张义侠 耿 晶）

029
急性乳腺炎脓肿形成

病例介绍

　　患者女性，22岁。患者哺乳期发现右乳腺包块一周，伴有局部红肿、疼痛、发热。超声所见：右乳腺以乳头为中心可见混合性回声，范围约6.3cm×2.6cm×6.0cm，局部达乳头处（图29-1A），内回声不均匀，轮廓界限欠清晰，边缘不规则，内见无回声区，其内充满密集点状回声，加压探头有流动感（图29-1B），周边血流较丰富（图29-1C），可测及动脉频谱，RI：0.85。右腋窝见多个淋巴结回声，大者约1.9cm×0.9cm，皮质增厚（图29-1D）。患者切开引流后，引流出大量稀薄脓汁。

笔记

129

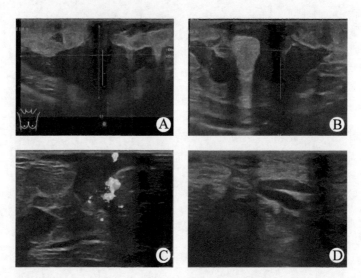

A. 二维超声示右乳腺混合性回声，局部达乳头后方；B. 无回声内可见密集点状回声；C. CDFI 边缘可见较丰富的血流；D. 右腋窝淋巴结皮质增厚。

图 29-1　右乳腺急性乳腺炎脓肿形成

病例分析

急性乳腺炎是乳腺急性炎症，多发生于哺乳期的妇女，初产妇更多见。临床表现为乳腺局部出现红、肿、热、痛，多伴有肿块，治疗不及时可导致脓肿形成，局部破溃。临床检查表现为局部肿物，有压痛，相应皮肤出现红肿，有破溃时有脓汁流出。实验室检查白细胞计数增高。

影像学诊断主要依据乳腺超声，早期表现为低回声，界限不清，形态不规则，局部血流丰富；治疗不及时伴有脓肿形成时病灶呈混合性回声，内部可见无回声区，无回声区内可见点状、片状、絮状等回声，加压探头时，可见流动感，局部达皮下时容易破溃，同时可伴有皮肤、皮下脂肪层水肿样改变。多伴同侧腋窝淋巴结肿大。在脓肿形成前以抗感染治疗为主；脓肿形成后抗感染治疗同时，切开引流。多数预后较好。

🏥 病例点评

1. 该患者为年轻女性，初产妇哺乳期，有乳腺包块伴有红肿热痛的病史。

2. 超声表现：右乳腺混合性回声，以无回声为主，无回声内见密集点状回声，流动感，边缘血流丰富，局部达皮下，符合乳腺炎脓肿形成的超声特征。

3. 此例为典型的哺乳期乳腺炎伴有脓肿形成，需要与非哺乳期乳腺炎进行鉴别，后者发生在非哺乳期，而且没有典型的红肿热痛病史。对于早期以低回声为主的急性乳腺炎，需要与乳腺癌尤其是炎性乳癌进行鉴别，不易诊断时可行超声引导下穿刺活检进行诊断。

参考文献

1. 王学梅，张义侠. 乳腺超声诊断与病例分析. 沈阳：辽宁科学技术出版社，2015.

2. 彭玉兰. 乳腺高频超声图谱. 北京：人民卫生出版社，2004.

（张义侠　耿　晶）

030
导管原位癌

病例介绍

患者女性，56岁。发现乳腺肿物3个月来诊。超声所见：左乳腺腺体内可见多个低回声，大者位于2点，沿导管走行，范围约 2.2cm×0.8cm，轮廓界限欠清晰，边缘不规则，内见点状强回声（图30-1A），边缘见条状血流（图30-1B），测及动脉频谱，RI：0.67。患者手术后病理结果：支持高级别导管原位癌。

病例分析

导管原位癌又称为导管内癌，是发生在中心导管的原位癌，沿导管走行，病变范围广或呈多中心，有时可伴浸润。光学显微镜下

笔记

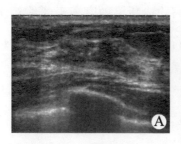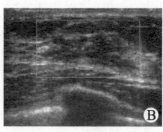

A. 二维超声：左乳腺腺体内低回声沿导管走行，内可见微钙化；B. CDFI：低回声边缘可见条状血流。

图 30 - 1 导管原位癌

未突破基膜，未浸润周围间质是乳腺原位癌的最常见类型，手术治疗可痊愈。

临床表现：多数患者缺乏临床症状，由体检或无意中摸到包块来诊，也可出现乳腺肿块、乳头溢液或溢血、疼痛等症状。

影像学诊断主要依据乳腺超声，有文献报道，依据导管原位癌超声表现不同，可以把导管原位癌分为以下 4 种类型：1. 导管扩张伴结节型。多表现为扩张的导管内见低回声结节，结节边界不清晰，还可伴有其他恶性特征，结节内或周围显示血流信号。2. 局部结节型。多表现为腺体内的实性低回声结节或囊实混合性结节，实性结节边界不清晰，结节内或周围显示血流信号；囊性结节边界可清晰，囊内实性成分多界限不清晰，可显示血流信号。3. 微钙化型。多表现为腺体内沿导管走行的多个强回声点呈簇样堆积，周边或其内可显示血流信号，如伴有低回声结节时易诊断。4. 片状低回声型。多表现为腺体内片状低回声或局部回声紊乱，周边或其内可显示血流信号。其中以微钙化型最有特异性，其他 3 型不容易诊断。导管原位癌多数不伴有腋窝淋巴结的转移，与其他恶性肿瘤比较，导管原位癌早期切除预后较好。X 射线乳腺钼靶是检出导管原位癌的主要手段，有文献表明 85% ~ 90% 的 DCIS 病灶伴微钙化，微钙化较具特征性。对于非钙化型导管原位癌诊断较困难。MRI 对

笔记

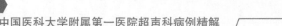

导管原位癌及导管原位癌伴微浸润的诊断灵敏度高于 X 线钼靶，其优势在于检出多中心性、多灶性病变，但是存在假阳性及高估。手术治疗预后良好。

病例点评

1. 该患者为中老年女性，有乳腺肿物的表现。

2. 超声表现：沿导管走行的低回声，界限不清晰，有微钙化，符合导管原位癌的超声特征。

3. 此例为微钙化型，较易诊断。

参考文献

1. 王学梅，张义侠. 乳腺超声诊断与病例分析. 沈阳：辽宁科学技术出版社，2015.

2. 张会丽，常才. 乳腺导管原位癌临床特点及其影像学诊断价值. 上海医学影像，2013，22（2）：99 – 103.

（张义侠　耿　晶）

031
浸润性导管癌

病例介绍

患者女性，58岁。扪及左乳腺肿物6个月，近一周肿物增大伴疼痛来诊。超声所见：左乳腺乳头后方见实质性低回声，范围约6.7cm×3.6cm×5.6cm（图31-1A），与乳头界限不清，呈毛刺状，形态不规整，后方有衰减，内见点状强回声，丰富血流（图31-1B），测及动脉频谱，PI：2.55，RI：1.0，PSV：11.5cm/s（图31-1C），局部脂肪层变薄，库柏氏韧带中断。左腋窝可见多个淋巴结，多数呈低回声，大者约3.0cm×1.5cm，可见门样血流，较丰富（图31-1D）。

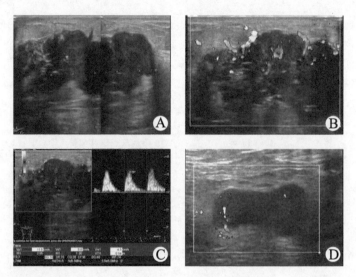

A. 左乳腺实性低回声伴微钙化；B. 低回声血流丰富；C. 测及动脉频谱；D. 腋窝淋巴结呈低回声。

图 31 - 1　左乳腺浸润性导管癌

病例分析

浸润性导管癌是乳腺癌中最常见的一种类型，约占乳腺癌的75%，少数混合有其他类型。中老年女性多见，近年有年轻化的趋势。

临床表现：早期患侧乳腺出现无痛性肿物，质硬，表面不光滑，与周围组织分界不清，不易推动，晚期患者可能有疼痛。较大肿物或晚期患者，肿瘤累及 Cooper 韧带，皮肤表面可凹陷，呈酒窝征。如皮下淋巴回流障碍，可出现皮肤水肿，呈橘皮样改变。乳晕区或邻近乳头处的肿瘤因侵及乳头，可致乳头回缩、凹陷。肿瘤累及皮肤形成溃疡，常有恶臭，容易出血。晚期患者常伴有同侧腋窝淋巴结转移，如果转移至肺、骨、肝等脏器，可出现相应的症状。

影像学诊断主要依据乳腺超声，浸润性导管癌典型的超声表现：乳腺腺体内多数表现为低回声，不均匀；形态不规则；边缘模糊、毛刺状，成角、微小分叶；后方回声多衰减或呈混合性改变；

纵横比多数≥1；其内可有多发性的微钙化；周围高回声晕；肿物内部可出现血流，RI＞0.7 对乳腺癌有一定的诊断价值，多数可出现同侧腋下淋巴结转移，表现为淋巴结皮质回声减低或淋巴结呈低回声，圆形，淋巴门偏心或者消失，内血流丰富。乳腺钼靶检查：多数适用于 35 岁以上的妇女或超声显示以钙化为主的病变，有放射性，应用有一定局限性。乳腺磁共振（MRI）可以发现多灶、多中心的小病灶，但是不作为常规检查，也是有价值的影像学检查方法。乳腺癌早期发现、早期诊断，是提高疗效的关键，一旦确诊根据病情采取手术、放疗、化疗、内分泌治疗、生物靶向治疗及中医药辅助治疗等多种手段综合治疗。

病例点评

1. 该患者为中老年女性，有乳腺无痛性肿物并且肿物逐渐增大病史。

2. 超声表现：低回声肿物，界限不清晰，毛刺样，伴有微钙化，血流丰富，RI＞0.7，同侧腋窝有肿大的淋巴结，符合典型乳腺癌的超声特征。

3. 要从超声上区分是哪种乳腺癌有一定困难，此例患者有微钙化，有典型浸润性乳腺癌的特征，但是超声能提示恶性肿瘤伴有淋巴结转移即可，最终需要术后病理诊断来确诊。

参考文献

1. 王学梅，张义侠 . 乳腺超声诊断与病例分析. 沈阳：辽宁科学技术出版社，2015.

2. 彭玉兰 . 乳腺高频超声图谱. 北京：人民卫生出版社，2004.

（张义侠　耿　晶）

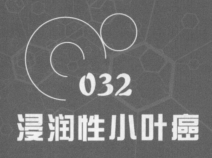

032

浸润性小叶癌

病例介绍

患者女性，39 岁。发现乳腺结节 2 个月，近一周增大来诊。超声所见：右乳腺 10 点左右腺体边缘可见低回声，范围约 2.0cm × 1.4cm × 1.4cm，形态欠规则，后方衰减（图 32 – 1A），边缘成角（图 32 – 1B），边界欠清晰，血流较丰富，测及动脉频谱，RI：0.77（图 32 – 1C）。患者手术后病理结果：浸润性小叶癌。

病例分析

浸润性小叶癌占乳腺癌总数的 5% ~ 15% 左右，发病率仅次于浸润性导管癌，在绝经后的妇女中发病率升高。与其他浸润性乳腺

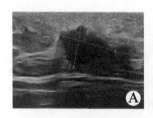
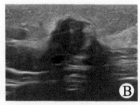
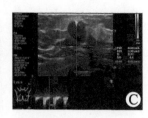

A. 二维超声：右乳腺低回声，形态不规则，成角，后方衰减；B. 二维超声：右乳低回声边缘可见高回声晕；C. 频谱多普勒可测及动脉频谱。

图 32 - 1　浸润性小叶癌

癌相比，具有多灶性，呈双侧发病，多中心发病的特点，整体生存率稍高于浸润性导管癌。

临床表现：与其他恶性乳腺肿瘤表现相似，表现为无痛性肿块，与周围组织分界不清，活动度差，不易推动。晚期患者易转移，且常转移至骨、胃肠道、子宫、脑膜、卵巢和浆膜等部位。

影像学诊断主要依据乳腺超声，浸润性小叶癌典型的超声表现：肿物呈低回声，边界模糊不清，形态不规则，呈毛刺状或边缘成角，后方回声衰减为此类癌的主要特征，微钙化较少。恶性特征没有浸润性导管癌明显，是因为浸润性小叶癌的癌细胞之间散布着大量正常乳腺组织和纤维组织，因此大多数浸润性小叶癌表现为不均质低回声或混合回声，后方回声衰减较浸润性导管癌更明显。晚期患者可伴有腋窝淋巴结转移，表现为淋巴结皮质回声减低或淋巴结呈低回声，圆形，淋巴门偏心或者消失，CDFI 内血流丰富。乳腺钼靶检查：恶性特征没有浸润性导管癌明显，微钙化较少，钼靶诊断率低于浸润性导管癌。乳腺磁共振（MRI）可以发现多灶、多中心的小病灶，但是不作为常规检查。一旦确诊与浸润性导管癌治疗相似，可根据病情采取手术、放疗、化疗、内分泌治疗、生物靶向治疗及中医药辅助治疗等多种手段综合治疗。

笔记

病例点评

1. 该患者为中老年女性，有乳腺无痛性肿物并且肿物逐渐增大病史。

2. 超声表现：低回声肿物，界限不清晰，形态欠规则，后方衰减，边缘呈角，血流较丰富，测及动脉频谱，RI：0.77，符合乳腺癌的超声特征。

3. 要从超声上区分是哪种乳腺癌有一定困难，此例患者，衰减较明显，微钙化不明显，可能想到浸润性小叶癌，最终需要术后病理诊断来确诊。

参考文献

1. 彭玉兰. 乳腺高频超声图谱. 北京：人民卫生出版社，2004.

2. 王学梅，张义侠. 乳腺超声诊断与病例分析. 沈阳：辽宁科学技术出版社，2015.

（张义侠　耿　晶）

033
乳腺转移性横纹肌肉瘤

病例介绍

　　患者女性，20岁。以"左侧鼻腔、筛窦、上颌窦腺泡状横纹肌肉瘤术后1年，发现右乳腺肿物半个月"为主诉入院。患者于2016年8月3日在我院耳鼻喉科行"鼻内镜下左侧下鼻甲、中鼻甲部分切除，筛窦、上颌窦开放，恶性肿瘤切除术"，病理提示左侧下鼻甲后端、左筛窦腺泡状横纹肌肉瘤，颈部淋巴结转移癌。半个月前无意中发现右乳一枚肿物，约"指甲盖"大小，无疼痛，乳头无溢液，否认乳腺外伤病史。体格检查：双乳对称，双乳头平齐。于乳腺12点钟方向距乳头1.0cm触及一肿物，大小约2.0cm×2.0cm，质韧，界清晰，活动性良好，皮肤酒窝征阴性，乳房皮肤无红肿及皮温改变。双侧腋窝及锁骨上下未触及肿大淋巴结。

超声检查： 右乳腺 11 点钟左右可见低回声，范围约：2.5cm×2.0cm，分叶状，轮廓界限清晰，边缘规则，周边回声略增强，边缘血流丰富，可测及动脉频谱（图 33 - 1A，图 33 - 1B），剪切波弹性成像弹性模量最大值：134.3kPa，平均值：73.8kPa（图 33 - 1C）。双侧腋窝未见明显肿大淋巴结。提示右乳腺腺瘤样增生可能性大，分叶状，血流丰富（BI - RADS 4B 类）。

于局麻下行右乳区段切除术，病理诊断为腺泡状横纹肌肉瘤（图 33 - 1D）。

术后 4 个月磁共振复查：右乳上象限病变，BI - RADS 6 类。

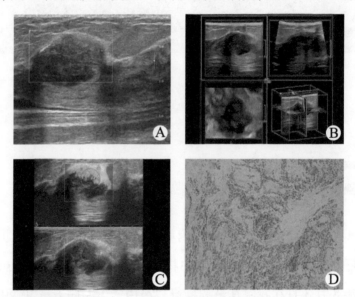

A. CDFI 病灶呈低回声，边缘血流丰富；B. 三维超声成像显示病灶不规则边界；C. 弹性成像周边硬度增加；D. 腺泡状横纹肌肉瘤（HE×100）。

图 33 - 1　乳腺转移性横纹肌肉瘤

病例分析

横纹肌肉瘤是一种来源于原始间叶细胞的恶性肿瘤，依据组织学分三类：胚胎性横纹肌肉瘤、腺泡状横纹肌肉瘤及多形性横纹肌肉瘤。发生部位包括四肢、躯干、生殖系统及头颈部等，横纹肌肉瘤最常发生于头颈部，其次为鼻腔、鼻窦和鼻咽。肿瘤常扩散到邻近部位，包括颅底、颞骨和眼部，部分病例可转移到淋巴结、骨和肺，转移到乳腺的病例尤为罕见。乳腺转移性横纹肌肉瘤超声表现缺乏特异性，通常具有一般乳腺恶性肿瘤的超声表现。

鉴别诊断：1. 浸润性导管癌：形态不规则，毛刺状，簇状钙化，血流丰富；2. 纤维腺瘤：形态规则，边界清晰，边缘血流常见等。横纹肌肉瘤是高度恶性肿瘤，在临床上必须早期诊断和治疗，并进行密切随访，尤其是对于转移性病例。乳腺的横纹肌肉瘤转移与原发性乳腺浸润性癌的手术方式、放化疗方式以及靶向治疗差异较大，因此需提高该病的病理诊断水平，进一步提高疗效，改善患者的生存率及预后。

🔘 病例点评

本病例患者鼻腔、鼻窦横纹肌肉瘤术后 1 年后偶然发现右乳腺无痛性肿物，超声是首选检查方法，明确肿物形态大小以及分类，由于年龄较小，未行钼靶检查，结合鼻腔手术病史高度怀疑乳腺恶性肿瘤，经手术病理证实系转移性横纹肌肉瘤，此病乳腺转移罕见，但恶性程度高，易复发，此患者术后 4 个月复查磁共振又原位复发。

参考文献

1. 吴昕，李平，谢莉，等. 鼻部胚胎型横纹肌肉瘤 13 例临床分析. 临床耳鼻咽喉头颈外科杂志，2008，22（8）：338 – 341.

2. 李海，范钦和. Enzinger & Weiss 软组织肿瘤. 6 版. 中软组织肿瘤的新进展与新类型介绍. 临床与实验病理学杂志，2014，30（10）：1077 – 1080，1085.

（王春雁）

034
乳腺巨大错构瘤

病例介绍

患者女性，66岁。以"发现右乳增大10月余"为主诉就诊。查体：双乳不对称，右乳明显增大（图34-1），于右乳外上象限触及一肿物，大小约20cm×18cm，质韧，界限清楚，活动性尚可，皮肤酒窝征阴性，皮肤无红肿及皮温改变，双侧腋窝及锁骨上下窝未触及肿大淋巴结。

超声表现：右乳腺以外上象限为主可见混合性回声，范围无法测量，其内高回声部分呈团块状，局部后方衰减（图34-2），低回声部分呈不规则条状，局部还可见片状无回声区，内清晰（图34-3）。混合性回声界限清晰，周边可见线样包膜（图34-4）。CDFI可显示少许短条状血流，周边可见血流环绕（图34-5）。

笔记

ABVS 成像：右乳外上象限可见混合性回声，大小约：23.5cm ×
19.8cm（图 34 - 6）。提示右乳腺混合性回声，周边血流显示，良
性病变可能性大，错构瘤？（BI - RADS 4A 类）。

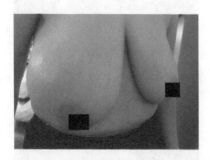

图 34 - 1　双乳不对称，右乳明显增大

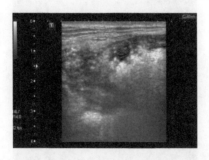

图 34 - 2　超声声像：病灶内呈高低混合性回声，
其内高回声部分呈团块状，局部后方衰减

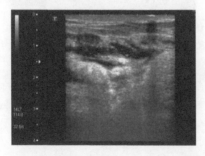

图 34 - 3　超声声像：病灶内低回声部分呈不规则
条状，局部还可见片状无回声区，内清晰

其他检查：X 线所见（图 34 - 7）：右乳明显增大，其内可见
巨大高低混合密度团块影，界清，其内似腺体结构且伴有散在的粗
细钙化，大小约 16.5cm × 11.6cm。乳头、乳晕及皮肤未见异常，

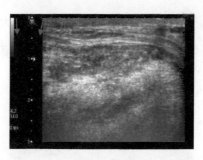

图 34 - 4　超声声像：病灶界限清晰，周边可见线样包膜

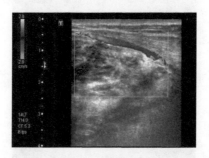

图 34 - 5　超声 CDFI：病灶周边可见血流环绕

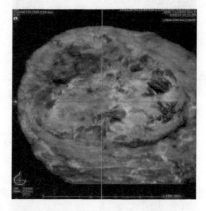

图 34 - 6　ABVS 成像：右乳外上象限可见混合性回声，
大小约：23. 5cm × 19. 8cm

腋下未见肿大淋巴结。提示右乳巨大团块影，BI – RADS 4B 类。

手术及病理：术中所见（图 34 - 8）：右乳肿物质软韧，包膜完整，剖面平坦，色黄白相间，有处似有囊性变，其内为浆液性液体。病理镜下所见（图 34 - 9）：乳腺小叶增多，小导管增生，间质纤维增生伴局部硬化，局部见软骨样结构。病理诊断：（右乳肿物）考虑乳腺病伴错构瘤样改变。

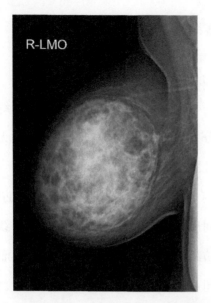

图 34 -7　乳腺 X 线：右乳明显增大，其内可见巨大高低混合
密度团块影，界清，其内似腺体结构且伴有散在的粗细钙化

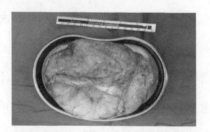

图 34 -8　术中见右乳肿物包膜完整，剖面平坦，色黄白相间，
有处似有囊性变，其内为浆液性液体

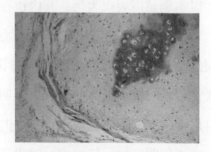

图 34 -9　病灶组织病理（HE ×200）：乳腺小叶增多，小导管
增生，间质纤维增生伴局部硬化，局部见软骨样结构

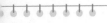

病例分析

乳腺错构瘤为正常乳腺组织异常排列而成的一种临床比较少见的乳腺良性瘤样病变，又称为纤维脂肪瘤或脂肪纤维瘤。该病病因不明，多发生在分娩后和绝经期妇女，多数患者无任何症状。具有妊娠期及哺乳期乳腺迅速增大的特点。

错构瘤的超声表现为高低混合性回声，脂肪组织以低回声为主，腺体及纤维间质结构以高回声为主，这与 X 线中的高密度腺体组织和低密度脂肪组织混合分布相一致。因为肿瘤内部可以出现液化、钙化，因此超声上可以相应的出现无回声区，这与大体标本中所见存在浆液性液体囊性变十分相符。通常错构瘤边界清晰，有包膜，在超声和 X 线检查时都可以提示此特点，而这也是与乳腺增生相鉴别的重要特点之一。CDFI 检查时肿瘤内部血供少，以边缘受压环绕型血流为主，这是与恶性肿瘤的鉴别要点。

较小的错构瘤与纤维腺瘤、脂肪瘤、乳腺病不易鉴别，如为混合性回声则应考虑错构瘤的可能，但如为以脂肪或腺体某一成分为主，则与脂肪瘤或纤维腺瘤不易鉴别，因均为良性肿瘤，能否鉴别对临床治疗决策选择影响不大。错构瘤较大时，应与叶状肿瘤、巨大纤维瘤相鉴别，以本例超声表现为例，其内也存在无回声液化成分，但叶状肿瘤液化往往提示恶性的可能，内部血供丰富，而错构瘤血供稀少，以周边血流为主；巨大纤维腺瘤通常发生于青春期，内部也可以出现囊性变的浆液成分，但通常以低回声为主，不会出现高回声部分，且内部也会有较错构瘤丰富的血供。

病理诊断往往并不能明确提示错构瘤，因为其镜下细胞形态正常，如不能观察到肿瘤包膜结构，则镜下与正常腺体或增生腺体无

 笔记

差异，因此通常诊断提示为乳腺病。本例错构瘤巨大，术后明确为肿瘤大体标本，且存在软骨样结构，因此提示为错构瘤。

病例点评

本例错构瘤超声表现均较典型，呈现出与组织成分相符的混合性回声。除影像表现的特点外，错构瘤质地较软也是与巨大纤维瘤和叶状肿瘤鉴别的重要临床特点。

参考文献

1. 鲍润贤. 中华影像医学（乳腺卷）. 北京：人民卫生出版社，2002：128 – 129.

（李　响）

035
男性乳腺癌

病例介绍

患者男性，53 岁。以"发现左乳血性溢液 4 年，左乳肿物 2 年"为主诉来诊。现病史：患者 4 年前无意中发现左乳血性溢液，伴左乳肿物 2 年，不伴疼痛，局部皮肤无红肿及破溃，未治疗；1 年前发现肿物明显增大，至鸡蛋大小。查体：左乳腺乳头、乳晕周围可触及一肿物，大小约 5.0cm×5.0cm，质硬，界限清楚，不活动，固定，皮肤酒窝征阴性，乳房皮肤无红肿，无皮温改变，左乳头内陷。双侧腋窝及锁骨上下未触及肿大淋巴结。

超声检查：左侧乳头后方见实性低回声，范围约：4.2cm×3.4cm×4.8cm，边界清晰，形态不规则，周边回声略增强，内部回声不均匀，血流较丰富，局部脂肪层变薄（图 35 – 1A ~ 图 35 – 1D）。

笔记

左腋窝见淋巴结回声，大者约 2.3cm×1.1cm，皮质增厚，血流丰富（图 35-1E）。提示左乳腺实质占位性病变可能性大（BI-RADS 5 类），左腋窝淋巴结肿大。

钼靶检查：左乳头后方可见高密度团块影，范围约 4.6cm×4.3cm，边缘不清，呈浅分叶状，乳头凹陷。双乳头、乳晕及皮肤未见异常。双侧腋下未见肿大淋巴结（图 35-1F，图 35-1G）。提示左乳头后方肿块，BI-RADS 5 类。

于局麻下行左乳肿物及左腋窝淋巴结穿刺活检术，病理提示左乳肿物：浸润性导管癌（图 35-1H）（Ⅱ级），左腋窝淋巴结：转移性癌。

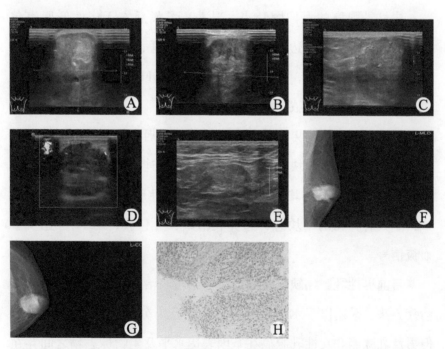

A. 左乳头后方低回声，边界清晰；B. 低回声内回声不均匀；C. CDFI 示低回声内较丰富血流信号；D. 低回声形态欠规则；E. 左腋窝淋巴结回声，皮质略增厚；F. 钼靶内外侧斜位示左乳高密度团块影，乳头内陷；G. 钼靶头尾位示左乳肿物形态欠规则；H. 癌细胞成团巢状密集排列，浸润生长，核大深染（HE×200）。

图 35-1 男性乳腺癌

病例分析

男性乳腺癌发病率低，其发病率不足乳腺癌总发病率的 1.0%，占男性恶性肿瘤的 0.1%，因其发病率较低所以一直未能受到重视，因此造成男性乳腺癌患者往往就诊较迟，就诊时肿瘤体积较大，故治疗效果欠佳，预后较差。有文献报道，$BRCA2$ 突变是男性乳腺癌发病的高危因素，其他危险因素还包括肥胖、糖尿病、肝功能异常、嗜酒、睾丸炎、附睾炎等，而男性乳腺增生与乳腺癌的发生无明显相关性。

男性乳腺癌的声像图特点：乳头、乳晕后方无痛性低回声包块，形态不规则，周边可呈分叶状或蟹足样，肿块内部回声不均匀，部分可见钙化灶，后方回声多衰减，CDFI 可见丰富血流信号，阻力指数高，多伴有腋窝淋巴结肿大。

男性乳腺癌要与男性乳腺增生相鉴别，后者多伴有疼痛，于乳头下方可扪及质软肿块，与周围组织没有粘连，无乳头内陷。超声表现为乳头乳晕后方均匀低回声或类似女性腺体高低间杂网状回声，不具有肿物的团块感，边界较清晰，无包膜，CDFI 可见少量血流信号。

目前男性乳腺癌缺乏特异的治疗手段，治疗上参照女性乳腺癌治疗方法，采用以手术为主联合放化疗及内分泌治疗的综合治疗。但男性乳腺癌和女性乳腺癌在基因表达水平及生物标志物之间存在差异，所以男性乳腺癌的治疗方法不能简单借鉴女性乳腺癌的治疗，且因男性乳腺癌发病率较低，缺乏大样本系统的研究，所以男性乳腺癌治疗效果相对欠佳，死亡率较高。因此对于男性乳腺癌，做到早诊断、早治疗，则有望提高患者生存率。

⊕ 病例点评

　　本例男性患者左乳肿物较大，明显具有团块感，可以排除男性乳腺发育；虽然超声显示边界清晰，但内部回声不均，形态欠规则，血流丰富；且肿物活动性差，质硬，近期生长较快，应考虑恶性肿瘤的可能，结合患者具有左乳血性溢液，不难诊断为男性乳腺癌。

参考文献

1. 肖乾虎，赵俊玲，曾辉. 男性乳腺癌的危险因素及其临床特征. 临床外科杂志，2000，8（5）：270 – 271.

2. Onami S, Ozaki M, Mortimer J E, et al. Male breast cancer：an update in diagnosis, treatment and molecular profiling. Maturitas，2010，65（4）：308 – 314.

3. 范东伟，姚昌洋，李煊赫，等. 39 例男性乳腺癌患者预后因素分析. 安徽医药，2018，22（2）：270 – 274.

4. 李萍，张梅. 男性乳腺癌的彩色多普勒超声诊断. 医学信息（下旬刊），2010，23（12）：310.

5. 陶隆钦，朱文谋，涂刚. 30 例男性乳腺癌的临床特征及预后相关因素分析. 临床外科杂志，2018，26（2）：114 – 116.

（樊智颖）

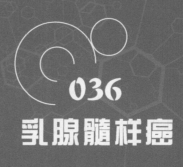

036
乳腺髓样癌

病例介绍

　　患者女性，61岁。主诉"右乳肿物2个月"来诊。患者2个月前无意中发现右乳肿物，无疼痛，无皮肤改变，乳头无破溃，无异常分泌物，为求进一步诊治入院。查体：双乳对称，双乳头平齐，于右乳腺10点钟方向距乳头2cm处可触及一肿物，大小约2.5cm×2cm，质韧硬，界限清楚，活动性差，皮肤酒窝征阴性，乳房皮肤无红肿及皮温改变。左乳房未触及肿物，双侧腋窝及锁骨上下窝未触及肿大淋巴结。

　　超声检查：右乳腺10点可见低回声区，范围约：2.3cm×1.6cm×2.1cm，分叶状，后方回声增强，内还可见多个无回声区，肿物轮廓界限较清晰，边缘不规则，可见穿枝血流，较丰富，测及动脉频谱，RI：0.76，图 36 – 1A ～ 图 36 – 1C）。双腋窝未见明显异常肿大淋巴结。提示右乳腺实质占位性病变（BI – RADS 4C 类）。

乳腺钼靶：右乳房外上象限高密度肿块，边界不清，不规则（BI – RADS 4C 类）。

全麻下行右乳腺癌改良根治术，病理证实为乳腺髓样癌（图 36 – 1D）。

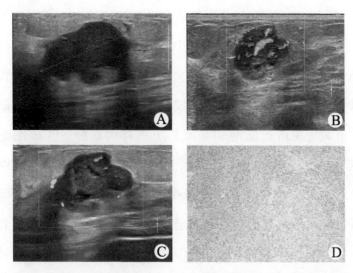

A. 右乳腺体内分叶状低回声；B. CDFI 低回声内可见丰富血流信号；
C. CDFI 低回声内见散在无回声区；D. 病理示乳腺髓样癌（HE × 20）。

图 36 – 1　乳腺髓样癌

病例分析

髓样癌是一种少见类型的乳腺癌，关于乳腺髓样癌，2012 年版《WHO 乳腺肿瘤组织学分类》在浸润性癌中明确列出一类肿瘤，称"具有髓样特征的癌（carcinoma with medullary features，也被译成伴髓样特征的癌）"。其定义包括：髓样癌（medullary breast cancer，MBC）、不典型髓样癌、伴有髓样癌特征的浸润性癌（非特殊型）

（non – specific type，NST）。

MBC 为浸润性乳腺癌的一个亚型。具有独特的临床病理特征。乳腺癌分为有腺腔的腺癌和没有腺腔的实性癌，后者在乳腺癌中占大多数。实性癌又被分成三种状态：即实质细胞丰富者质软，似髓，故曰"髓样癌"；纤维性间质多，实质细胞少则硬，故称"硬癌"；而居中者，间质成分与实质细胞比例相近，曾被命名为"单纯癌"。Ridolfi 在 1977 年首次精确定义 MBC 具有以下 5 种组织学特征：①合体细胞结构在肿瘤组织中所占比例 >75%，瘤细胞被少量疏松结缔组织分隔呈片状分布；②瘤组织不具有腺样或小管样结构；③间质中弥漫的淋巴浆细胞浸润为显著特点，单核细胞缺乏或显著，有时可见淋巴滤泡和（或）上皮样肉芽肿；④癌细胞常圆形、胞质丰富，核泡状，带有 1 个或数个核仁；核多形性适度到显著，核级属于 2 级或 3 级；核分裂象多见，有时可见非典型巨细胞；⑤低倍镜下更容易观察到肿瘤组织的完整边界，肿瘤边界呈推挤状。在肿瘤外周有清楚的纤维带。而不典型髓样癌和部分具有髓样特征的浸润性乳腺癌则不完全具备以上特征。

MBC 发病年龄与浸润性导管癌相比较小。其生物学行为与病理特征不相符。尽管其具有组织学分级较高、激素受体多为阴性、基底细胞样型等特点，但肿瘤体积通常较小，较少发生淋巴结转移，预后相对较好，10 年总生存率可达 90% 左右。

髓样癌的超声表现与常见的浸润性导管癌具有明显的不同之处。在声像图上，髓样癌多表现为形态规则或不规则、境界清楚的低回声，这可能与其肿瘤的生长方式有关。髓样癌肿瘤呈膨胀性而非浸润性生长，因而边界较清晰，形态多呈类圆形或分叶状。通常其边界未浸润到乳腺实质，很少引起结缔组织增生反应，因此毛刺征少见。髓样癌内部回声很低，但调高增益，可见内部分布常不甚均匀，部分可见少量细分隔样结构，可能是少量间质成分，多数可见不规则的小无回声区，可能是髓样癌内部易出现坏死所致。此征象同样有助于与乳腺纤维腺瘤鉴别。此外，髓样癌肿瘤多呈后方回声增强或无变化，明显与浸润性导管癌不同，其主要原因为髓样癌肿瘤细胞成分较多，间质较少，声束透声较好，后方回声增强，而非髓样癌由于间质较多，胶原纤维的声速比其他组分高很多，其密度也高，故声阻抗大，胶原纤维与周围组织间声阻抗失配，声束传播过程中遇到较大的阻力，后方出现明显的回声衰减。CDFI 显示，髓样癌内部血流信号通常较丰富。与浸润性导管癌相比，髓样癌同侧腋窝肿大淋巴结较少见。

病例点评

本例具有较典型的髓样癌声像图表现：肿物呈低回声，形态呈分叶状而非毛刺状，边界清晰，内部可见多发散在的无回声区，无钙化强回声，后方回声略增强，CDFI 显示肿物血供丰富，符合 BI‐RADS 4C 类肿物超声表现而又与浸润性导管癌明显不同，诊断过程中应考虑髓样癌可能。

参考文献

1. Lakhani SR, Ellis IO, Schnitt SJ, et al. WHO classification of tumors. Pathology & genetic. Tumors of the breast. 3rd ed. Lyon：IARC Press, 2012.

（康　姝）

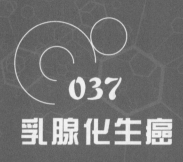

037
乳腺化生癌

病例介绍

患者女性，37 岁。主诉"发现左乳肿物 1 个月"来诊。患者 1 个月前无意中发现左乳一枚肿物，约"硬币"大小，乳头无溢液。查体：左侧乳腺外上象限触及一肿物，大小约 2.0cm×1.0cm，质硬，界限清楚，活动性尚可，皮肤酒窝征阴性，乳房皮肤无红肿及皮温改变；双侧腋窝及锁骨上下窝未触及肿大淋巴结。

超声检查：左乳腺 2 点左右可见低回声，范围约 2.6cm×1.4cm×2.1cm，轮廓界限清晰，边缘不规则，后方回声增强，其内可见点状强回声及条状血流，测及动脉频谱，RI：0.57。三维成像：边界清晰，形态欠规整。左腋窝可见淋巴结回声，大小约 1.6cm×1.0cm，皮质略增厚，可见门样血流（图 37-1A～图 37-1G）。

提示左乳腺腺瘤样增生伴钙化或实质占位性病变（BI – RADS 4B 类），左腋窝淋巴结回声（3 级）。

　　钼靶检查：左乳外上象限可见肿块，大小约 2.0cm × 1.5cm，边界欠清晰，中心可见略粗大钙化。左乳头、乳晕及皮肤未见异常，左腋下未见肿大淋巴结。提示左乳外上象限肿块，BI – RADS 4B 类（图 37 –1H，图 37 –1I）。

　　患者于局麻下行左乳肿物切除术，术中冰冻病理诊断为左乳浸润性癌，后又全麻下行左乳改良根治术，术后病理提示左乳化生癌。

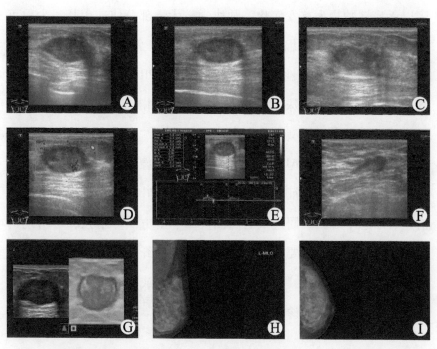

　　A. 左乳腺低回声，边界清晰；B. 肿物后方回声增强；C. 肿物形态欠规则，内见点状强回声；D. CDFI 示肿物内点条状血流信号；E. 测及动脉频谱，RI：0.57；F. 左腋窝淋巴结回声，皮质略增厚；G. 三维超声示肿物形态欠规则；H. 钼靶内外侧斜位示上象限肿物伴钙化；I. 钼靶头尾位示左乳外象限肿物，边界清晰。

图 37 –1　乳腺化生癌

病例分析

乳腺化生性癌是由腺上皮向非腺上皮间叶组织转化的一类乳腺恶性肿瘤。根据 WHO（2012 版）乳腺肿瘤组织学分类标准，将化生性癌分为低级别腺鳞癌、纤维瘤病样化生性癌、鳞状细胞癌、梭形细胞癌、伴间叶分化的癌、肌上皮癌和混合性化生性癌。乳腺化生癌是乳腺癌中非常罕见的一种类型，在所有乳腺恶性肿瘤中，其发病率仅占 0.08% ~0.2%，常见于 50 岁以上的女性患者。临床上多以无痛性肿物为首发症状，肿块常较大，部分快速生长，少数可见乳头溢液、乳头回缩、皮肤红肿或溃疡，常伴有腋窝淋巴结转移。大部分乳腺化生性癌为三阴型（ER、PR 和 HER – 2 均阴性）乳腺癌，与其他非特殊类型的三阴型乳腺癌相比，其对化疗的反应差，除少数组织学亚型外，大多预后差。

乳腺化生癌各亚型的组织成分不同，影像表现也不同，但多数表现为良性肿瘤的特征：圆形、卵圆形或分叶状实性低回声、界限清楚、形态不规则、周边缺乏高回声晕、后方回声增强、可出现钙化及囊性区。此时需要与纤维腺瘤相鉴别，纤维腺瘤好发于年轻女性，表现为界限清楚、边缘光滑、形态规则或分叶状的低回声，内极少出现囊性变，触诊活动性良好。

病例点评

此病例超声图像表现为界限清晰的低回声病灶，与纤维腺瘤回声相似，但仔细观察发现部分切面形态不规整，局部成角，无包膜感，内部回声不均，后方回声增强，且同侧腋窝淋巴结结构有改变，这些均与纤维腺瘤的特点不符，不能排除恶性可能。

参考文献

1. 倪韵碧，黄雨华，谢文杰. 乳腺化生性癌的病理学研究进展. 临床与实验病理
   学杂志，2015，(7)：721 – 724.

2. 孙琨，陈克敏，柴维敏，等. 乳腺化生性癌的多模态影像诊断. 实用放射学杂
   志，2013，29 (8)：1221 – 1224.

3. 刘利民，张韵华，夏罕生，等. 乳腺化生性癌的灰阶、彩色及弹性超声表现.
   中国临床医学，2015，(6)：787 – 790.

（樊智颖）

038
乳腺及腋窝淋巴结结核

病例介绍

患者女性，62岁。主诉"发现双乳肿物1周"来诊。患者一周前发现双乳肿物，不伴疼痛，局部皮肤无红肿及破溃。查体：双乳对称，双乳头平齐。双乳未触及明确肿物，皮肤酒窝征阴性，乳房皮肤无红肿及皮温改变。双侧腋窝及锁骨上下未触及肿大淋巴结。

超声检查： 右乳腺10点见实性低回声，大小约：1.2cm×1.0cm×1.3cm，形态不规整，局部成角。边界不清，周边见少许点状血流信号。右腋窝可见多个淋巴结回声，大者约2.5cm×1.5cm，呈低回声，内部可见少许星点状彩色血流信号（图38－1B～图38－1C）。提示右乳腺实质占位性病变（BI－RADS 4C类）；右

笔记

腋窝淋巴结肿大。

双侧乳腺 DR 头尾位 + 内外侧斜位：b 型乳腺腺体。右乳外上象限局部腺体结构紊乱，右侧腋下淋巴结肿大。

行超声引导下乳腺肿物及腋窝淋巴结活检，病理回报：慢性肉芽肿性病变伴大片坏死（图 38 - 1D），结核可能性大。

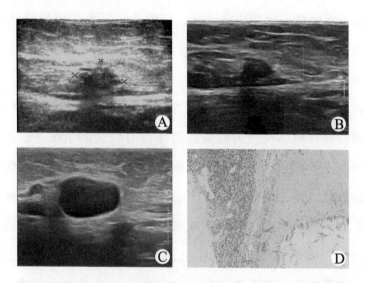

A. 右乳腺低回声，形态不规则；B. 肿物周边见少许点状血流信号；C. 右腋窝肿大淋巴结，呈低回声；D. 病理提示慢性肉芽肿性病变伴大片坏死（HE × 20）。

图 38 - 1　乳腺结核

病例分析

乳腺结核在临床上特别少见，近年来，随着结核病在世界范围内的流行增加，乳腺结核的发病率有明显升高趋势。该病女性为主要患病群体，男性患者也有少量报道。在女性患者中，乳腺结核多发生于 20 ~ 40 岁的经产、多产及哺乳期女性，主要是由于其乳腺导管处于扩张状态，易被外界结核杆菌感染。乳腺结核是一种乳腺组织的慢性特异性感染，病原体为结核分枝杆菌，根据发病原因可分为原发性与继发性2种。原发性乳腺结核相对更为少见，一般认为乳腺外其他部位未发现结核灶即可认为原发灶，多是由于结核杆菌通过乳腺皮肤破溃处或乳腺导管开口处入侵形成；若在其他部位发现结核感染，则认为乳腺结核为继发性，多继发于肺、纵隔淋巴结、腋下淋巴结、肠系膜淋巴结、胸骨及肋骨等部位的结核病灶，感染途径包括直接扩散、血行播散和淋巴途径传播（顺行或逆行），其中以经淋巴途径传播最为多见。

乳腺结核可分为3种类型：结节型、播散感染型与硬化型。结节型：是在机体免疫力较强而菌株毒力较弱的情况下，炎性反应缓和发展而来，一般无明显疼痛，常可触及1个或多个实性结节，边界较清楚，表面光滑，移动度好，病变发展缓慢，晚期可出现乳腺疼痛、压痛，乳腺皮肤牵拉、乳头回缩、窦道形成及溃疡等表现。播散感染型：是在机体免疫力较弱而菌株毒力较强时，炎性反应形成多个脓肿灶，由多个病灶最终融合而成，常见于哺乳期女性患者，可表现为患侧乳腺胀痛明显，有干酪样变性、窦道形成与溃疡及腋下淋巴结肿大和粘连等表现。硬化型：现在较为少见，通常发生于老年女性，可有缓慢进展的纤维化形成，导致乳腺变硬甚至变形，如乳头凹陷、乳腺皮肤橘皮样变等，并可见脓性分泌物伴随窦道及溃疡形成，而干酪样变性较为少见。

乳腺结核早期症状可以表现为乳腺肿胀疼痛，也可表现不明显，有结核病感染史的患者可见典型的全身症状，如长期低热、盗汗、乏力等。乳腺结核最常见的体征是乳腺外上象限可触及实性包块，边界不清，表面一般覆盖有硬化的组织，与皮肤有粘连，多伴有同侧腋下淋巴结肿大，溃疡或瘘管形成也不少见，乳头及皮肤凹陷也可发生，年轻女性多见化脓感染灶，而年老患者则常可触及无痛实性包块。目前，关于乳腺结核的治疗，达成共识的是通过合适的手术治疗，结合直接监测下的抗结核药物化疗可达到最佳疗效。

由于乳腺结核的临床表现无特异性，对其诊断多依赖于辅助检查手段，包括超声、钼靶、CT 等影像学检查和细菌学、病理学及免疫学检查。

超声检查一般作为乳腺疾病的首选检查方法，声像图可表现为：实性低回声团块，边界清或不清，内部回声欠均匀。有时也可表现为类囊性病变，壁厚，内有间隔，后方声影增强；内有可移动性回声显示脓肿灶形成；CDFI：内部血流信号多不丰富，可探及少许血流信号；可伴有同侧腋窝淋巴结肿大，呈低回声。鉴别诊断：1. 浆细胞性乳腺炎：超声表现为混合性回声肿块，界限不清，形态不规则，腺体内可见多处瘘管相通，部分加压时可见分泌物聚集、流动；2. 乳腺纤维腺瘤：表现为椭圆形低回声包块，界限清，形态规则，内部回声不均匀，有完整的包膜回声，且包块活动度大；3. 乳腺癌：表现为低回声肿块，界限欠清，形态不规则，纵横比 >1，周边呈"毛刺样"、"蟹足样"改变，内部回声不均匀，部分可见散在钙化点，CDFI：周边及内部可见丰富血流信号，同侧腋窝淋巴结可肿大。乳腺结核单纯以声像图上很难与以上三种疾病相鉴别。在乳腺结核的超声诊断中，超声虽能明确肿块大小、数目、物理性质等，但由于其病理时期不同，声像图表现多样性，加之乳腺多源性疾病的存在有时仅从声像图上难以准确诊断，因此，应尽量使用高频探头、彩色多普勒，必要时在超声引导下穿刺活检，提高超声对乳腺结核的诊断正确率。

病例点评

　　本例病例为难诊断病例。从临床表现来看，患者并无明显阳性症状与体征，仅为超声检查无意中发现，回顾病史也没有结核感染史。乳腺肿块体积较小，形态较不规则，有一定恶性征象，但肿物血流信号不似乳腺癌那样丰富。由于肿物体积较小，乳腺钼靶并未发现乳腺内异常，仅发现了腋窝肿大淋巴结。从声像图上来看，腋窝肿大淋巴结淋巴门结构基本消失，整体呈低回声，不支持乳腺癌转移性淋巴结的特点与乳腺病灶相似：CDFI 血流信号均不丰富。虽然病理切片在肿物内及肿大淋巴结内均发现片状坏死区，但可能因为坏死区较小，声像图上并未发现相应区域，所以诊断中未考虑到结核可能。总之，这是一例从临床、超声及钼靶均很难诊断的病例。此时，进行超声引导下穿刺体现出了重要性，及早进行穿刺，获得病理学诊断，可为临床下一步治疗指明方向。

参考文献

1. 刘长春，公丽彤. 乳腺结核的诊治探讨：附 89 例报告. 中国普通外科杂志，2007，16（11）：1096-1098.

2. Sen M，Gorpelioglu C，Bozer M. Isolated primary breast tuberculosis：report of three cases and review of the literature. Clinics（Sao Paulo），2009，64（6）：607-610.

（康　姝）

039
乳腺淋巴瘤

📋 病例介绍

　　患者女性，60岁。主诉"发现左乳肿物1个月，近1周增大明显"来诊。患者1个月前无意中发现左乳肿物一枚，约"鸡蛋黄"大小，无疼痛，局部皮肤无红肿及破溃，未治疗，近1周发现肿物明显增大，为求进一步诊治来院。查体：双乳对称，双乳头平齐。于左乳中央区可触及一肿物，大小约7.0cm×6.0cm×5.0cm，质硬，界不清，活动性欠佳，皮肤酒窝征阴性，乳房皮肤无红肿及皮温改变。双侧腋窝及锁骨上下未触及肿大淋巴结。

　　超声检查： 左乳腺上象限见不均质低回声，范围约8.3cm×3.1cm×6.5cm，轮廓界限清晰，形态不规则，其内回声不均匀（图39-1A），高低相间，呈网状分布，血流丰富，测及动脉频谱，

PSV：29.2cm/s，RI：0.55（图39-1B）。乳腺肿物弹性成像评分：3分。弹性应变率比值为：4.44（图39-1C）。左腋窝可见数个淋巴结回声，大者约1.4cm×0.7cm，皮质回声减低，可见门样血流，较丰富（图39-1D）。提示左乳腺不均质低回声占位性病变，性质待定，血流丰富（BI-RADS 4B类）；左腋窝淋巴结肿大。

乳腺钼靶：左乳可见较大高密度肿块，大小约6.6cm×5.6cm，界清，浅分叶。提示左乳肿块（BI-RADS 4B类）。

行左乳肿物穿刺活检术，穿刺病理回报为：左乳非霍奇金B细胞淋巴瘤。后行左乳全乳房切除术。

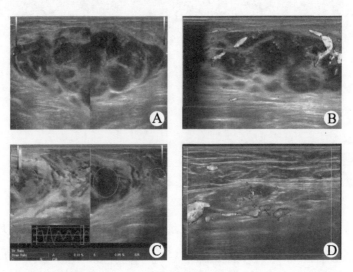

A. 左乳腺不均质低回声；B. 左乳肿物血流丰富；C. 肿物弹性成像；D. 左腋窝淋巴结皮质回声减低。

图39-1　乳腺淋巴瘤

病例分析

淋巴瘤是原发于淋巴结和淋巴组织的恶性肿瘤。乳腺淋巴瘤属于结外型淋巴瘤，多为仅限于乳腺的一种恶性淋巴瘤，分为原发性淋巴瘤（primary breast lymphoma，PBL）和继发性淋巴瘤（secondary breast lymphoma，SBL），其发病率很低，据文献报道乳腺淋巴瘤仅占所有乳腺恶性肿瘤的0.04%～0.70%。其中原发性乳腺淋巴瘤发病率较继发性乳腺淋巴瘤低。

PBL定义为乳腺淋巴瘤病理明确，在确诊前无其他部位淋巴瘤史，除了同侧腋窝淋巴结受累，无其他结外器官受累或淋巴结受累，内乳淋巴结受累及双侧乳腺淋巴瘤，在排除非区域淋巴结受累情况下也视为PBL。SBL为其他系统淋巴瘤转移到乳腺，发现乳腺病灶前多有其他部位的淋巴瘤病史，如无明显诱因出现腋窝、颈部、腹股沟区的淋巴结肿大等。而乳腺癌的多处转移往往是先发现乳腺肿块后再发现其他部位病灶。现有研究认为，该病总体预后良好，单纯化疗或与其他治疗方法联合后复发率较低，但需进一步寻求新的治疗手段。

临床表现：乳腺淋巴瘤常以一侧或双侧乳房内一个或多个散在活动性肿块为主要临床表现，肿块边界清楚，质韧，与皮肤常无粘连。与乳腺癌相比，临床上均多表现为无痛性肿块，但肿块生长更迅速，活动度较好。橘皮征、酒窝征、乳头溢液或凹陷少见，T细胞性淋巴瘤当有皮肤及皮下组织侵犯时，可表现为皮肤水肿及局部疼痛。

乳腺淋巴瘤的主要超声表现：1. 肿块多表现为低回声或极低回声。这一点与大多数乳腺癌表现相似，但与乳腺癌相比，乳腺淋巴瘤回声更低，可呈极低回声或接近无回声，如观察不仔细，容易误诊为囊肿，超声检查时可提高增益观察其实性特征。若肿块内残留有乳腺小叶、导管、脂肪组织或纤维组织等，则声像图表现为高低混合性回声，部分还可呈网格状。2. 肿块多呈椭圆形或分叶状，边界多较清晰，多无毛刺征及钙化灶。3. 后方回声增强或无变化，衰减少见。4. 多数病灶内血流信号丰富。

鉴别诊断：1. 乳腺癌：虽乳腺淋巴瘤的超声表现和乳腺癌有区别，但临床上仍有很多病例被误诊为乳腺癌。乳腺淋巴瘤的超声表现中低回声及丰富血流信号与乳腺癌相似，而无毛刺征及钙化灶，后方回声无衰减，呈椭圆形或分叶状及边界清晰这些在乳腺癌中少见。但遇到形态不规则、边缘不清晰的不典型乳腺淋巴瘤时，极易误诊为乳腺癌，应结合临床及其他超声表现相鉴别。2. 与乳腺良性肿瘤的鉴别诊断：由于多数乳腺淋巴瘤边界较清晰、形状较规则、呈低回声或极低回声，后方回声增强或无衰减等超声特征，有时还被误诊为乳腺良性病变，如纤维腺瘤或囊肿等。良性病变内部血流信号多不丰富，而囊肿则内部不应有血供，根据 CDFI 表现，结合临床表现一般不难鉴别。

病例点评

乳腺淋巴瘤作为一种发生在乳腺内的恶性肿瘤，在治疗方式选择上与乳腺癌不尽相同，因此，超声检查及早考虑淋巴瘤可能并获得病理诊断，对进一步治疗意义重大。

本例在乳腺内探及不均质低回声病灶，形态不规则，呈分叶状，血流丰富，同侧腋窝也探及异常淋巴结，结合肿物短期内迅速长大病史，应从诊断上考虑可疑恶性病变。肿物整体无毛刺样、成角样改变，后方回声也没有衰减，内部无钙化，不是典型的乳腺癌图像表现，相反，这例肿物边界清晰，后方回声有轻微增强，内部呈网格样高低回声相间，考虑可能是肿块内残留有乳腺小叶、导管、脂肪组织或纤维组织等所导致回声不均，符合典型乳腺淋巴瘤超声表现，诊断思路应比较明确。及早提示临床，可为后续治疗提供方向。

参考文献

1. Shim E, Song SE, Seo BK, et al. Lymphoma affecting the breast: a pictorial review of multimodal imaging findings. J Breast Cancer, 2013, 16 (3): 254 – 265.

2. Hosein PJ, Maragulia JC, Salzberg MP, et al. A multicentre study of primary breast diffuse large B – cell lymphoma in the rituximab era. Br J Haematol, 2014, 165 (3): 358 – 363.

（康　姝）

040
乳腺泌乳性腺瘤

病例介绍

　　患者女性，34 岁，孕 32 周。以双乳腺胀痛为主诉来诊。查体：双乳腺触诊压痛，无包块，双腋窝未触及肿大淋巴结。

　　超声检查：双乳腺腺体略增厚，回声减低，符合哺乳期腺体回声。右乳头及乳晕后方可见多个（10 个以上）点状强回声，有者呈簇状分布，范围约 4.4cm×1.8cm×4.2cm，其中较大者直径约 0.3cm（图 40-1），强回声周边腺体血流丰富，可测及动脉频谱，RI：0.71。左乳头及乳晕后方可见多个（10 个以内）点状强回声，大者直径约 0.3cm，有者后方似有声尾，其周边腺体内未见血流显示。提示双乳腺符合哺乳期腺体回声。右乳腺实质占位性病变不除外，BI-RADS 4C 类。左乳腺钙化灶，BI-RADS 4A 类。

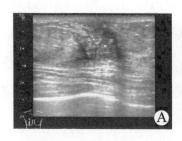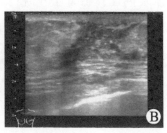

A. 右乳腺乳头及乳晕后方病灶内可见多个点状强回声；B. 左乳腺乳头及乳晕后方可见多个点状强回声。

图 40 - 1   乳腺泌乳性腺瘤超声声像

其他检查： X 线：双乳可见散在分布细钙化影（图 40 - 2），双侧乳腺未见确切肿块及增粗血管。提示双乳钙化，BI - RADS 4A 类。乳腺增强磁共振：双侧乳腺呈多量腺体型。双乳可见多发点状、小结节状长 T_1、T_2 信号，最大者位于左乳头后方腺体深部，大小约为 0.6cm × 0.4cm，增强扫描后无强化。双侧乳腺未见确切肿块及增粗血管。提示双乳点状、小结节状异常信号，BI - RADS 2 类。

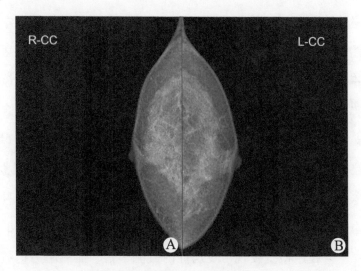

A. 右乳图像；B. 左乳图像。

图 40 - 2   乳腺泌乳性腺瘤钼靶双乳可见散在分布细钙化影

手术及病理： 患者于我院行超声引导下右侧乳腺肿物麦默通旋切术，术后病理镜下所见：乳腺腺管密集生长，部分见分泌改变，偶见大汗腺化生，伴灶状钙化。病理诊断：右乳腺泌乳性腺瘤（图40-3）。之后每半年复查一次超声检查已四年，超声图像均无明显变化。

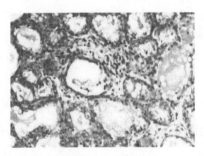

图40-3　乳腺泌乳性腺瘤病理：乳腺腺管密集生长，部分见分泌改变，偶见大汗腺化生，伴灶状钙化（HE×200）

病例分析

泌乳性腺瘤是一种较为罕见的良性肿瘤，常见于30岁左右年轻女性。该病通常发生于妊娠期而非哺乳期，并且在肿瘤意义上说，并没有很好的证据表明其为腺瘤，因此，James等认为该病应称为"妊娠期乳腺肿瘤（breast tumor of pregnancy）"。该病含有良性上皮成分和稀少基质，边界清楚，其镜下特点为成簇的导管增生，伴管腔扩张，内含大量乳汁分泌物，由此可与乳腺其他疾病相鉴别。

本病例超声及钼靶检查均提示怀疑恶性病变，主要是两种检查方法均发现腺体内存在多枚簇状分布微小钙化，这是乳腺癌的特征性改变，且超声检查发现可疑病灶内血流丰富，血流阻力指数大于0.7，这也是恶性病变的特征。本例泌乳性腺瘤内点状微钙化形成可能与肿瘤细胞分泌的含有钙质的物质或乳汁结晶样钙化有关，这与镜下所见灶状钙化是相符的。血流丰富，一方面考虑是妊娠期特殊的激素水平促使血流量增加；另一方面考虑与肿瘤分泌血管生成因子有关，但尚需进一步研究证实。乳腺磁共振检查诊断乳腺良恶性疾病主要依靠肿块增强后的时间 - 信号曲线变化，这可能是本病例磁共振检查提示为良性病变的原因。本病例磁共振检查未见恶性病灶增强后早期明显快速强化，快速达到高峰，然后迅速减退的现象，故提示为 BI - RADS 2 类，由此可见磁共振检查可以作为乳腺疾病诊断的重要补充方法，特别适合于超声及钼钯未见确切肿块的乳腺疾病。

病例点评

本病例超声声像图及钼钯图像虽然与乳腺癌相似，但经切除肿物术后病理证实为泌乳性腺瘤，而非乳腺癌，提示妊娠期或哺乳期妇女若出现乳腺肿物或钙化灶，特别是双侧乳腺对称存在时，应考虑到泌乳性腺瘤的可能。

参考文献

1. Saglam A, Can B. Coexistence of lactating adenoma and invasive ductal adenocarcinoma of the breast in a pregnant woman. J Clin Pathol, 2005, 58（1）: 87 - 89.

2. 谢冰，张毅，文华，等. 泌乳性腺瘤伴乳腺脓肿 1 例. 第三军医大学学报，2004，26（18）: 1679.

3. Planey CR, Welch EB, Xu L, et al. Temporal sampling requirements for reference region modeling of DCE - MRI data in human breast cancer. J Magn Reson Imaging, 2009, 30（1）: 121 - 134.

（李 响）

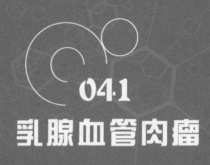

041 乳腺血管肉瘤

【病例1】患者女性，24岁。主诉"左乳肿物2年，明显增大2个月"来诊。2年前发现左乳外下象限直径2cm左右肿物，质硬，轻度压痛，当地医院诊断为乳腺增生症，口服药物治疗未见好转，肿块逐渐增大。患者先后于两家医院取病理结果分别为叶状囊肉瘤、血管瘤，未手术。近两个月肿物增大明显，伴疼痛加重，表面皮肤呈暗红色伴破溃，无发热，无乳头溢液。

查体：左乳明显增大，表面皮肤呈暗红色，张力高，乳头内陷，皮肤破溃，无分泌物，无橘皮样改变（图41-1）；左乳腺可触及巨大肿物，累及全乳，大小约15cm×15cm，质硬，活动差，与皮肤粘连，有压痛。右乳外形正常，未扪及包块。双侧腋窝未扪

笔记

及肿大淋巴结。

超声检查：左乳腺腺体层明显增厚，厚度约 3.63cm，其内未见正常腺体组织，呈混合性回声，以不清晰无回声为主，内可见密集点状回声（图 41 - 2），加压可流动，其周边可见不明显边界。实性部分呈等回声，与上述无回声区交织呈网状，可探及丰富彩色血流，以动静脉频谱为主（图 41 - 3，图 41 - 4）。左乳皮肤层增厚，回声不均匀减低，血流丰富，乳晕周围皮肤层内见多处片状散在分布低回声区（图 41 - 2）。双腋窝未见肿大淋巴结。

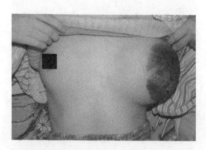

图 41 - 1 左乳血管肉瘤大体照片：左乳明显增大，表面皮肤呈暗红色，张力高，乳头内陷，皮肤破溃，无分泌物，无橘皮样改变

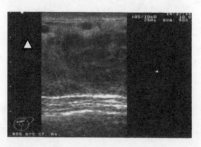

左乳腺腺体层明显增厚，其内未见正常腺体组织，呈混合性回声，以不清晰无回声为主，内可见密集点状回声，左乳皮肤层增厚，乳晕周围皮肤层内见多处片状散在分布低回声区。

图 41 - 2 左乳血管肉瘤超声

手术及病理：患者行左乳改良根治术，术中见肿物囊实相间，海绵状，边境清晰，似有包膜，与胸大肌无粘连，肿物囊性部分充满暗红色血液（图 41 - 5），肿物侵及乳头乳晕及周围皮肤，几乎

笔记

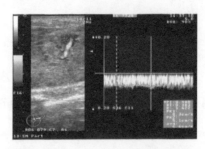

图41-3 左乳血管肉瘤 CDFI 及频谱多普勒：实性部分呈
等回声，可探及丰富彩色血流，呈静脉频谱

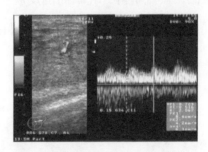

图41-4 左乳血管肉瘤超声 CDFI 及频谱多普勒：实性部分
呈等回声，可探及丰富彩色血流，血流旁可探及动脉频谱

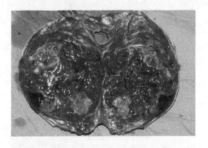

图41-5 左乳血管肉瘤手术切除标本（剖面）：肿物囊实相间，
海绵状，边境清晰，似有包膜，囊性部分充满暗红色血液

占据整个乳腺。术中冰冻病理报告：送检组织出血坏死较重，见少
量细胞成分，叶状囊肉瘤可能性大。石蜡切片病理镜下实性区表现
为大量毛细血管增生，互相吻合，交织呈迷路样，部分区域出血明
显（图41-6），病理报告：（左）乳腺低分化血管肉瘤伴出血坏
死。患者术后行辅助化疗，11个月后因肝脏、盆腔等全身多处转移
死亡。

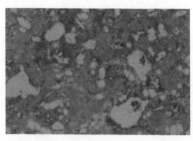

图41-6　左乳血管肉瘤病理：镜下见实性区表现为大量
毛细血管增生，互相吻合，交织呈迷路样（HE×200）

【病例2】患者女性，26岁。以"发现左乳肿物3年余为主诉"来诊。患者3年前无意中发现左乳一枚小手指甲大小肿物，伴疼痛，但与月经无明显关系，局部皮肤无红肿及破溃，未治疗；1年来发现肿物明显增大，皮肤颜色改变至紫红色，紫色皮肤表面呈现湿疹样隆起。

查体：双乳不对称，双乳头平齐，于左乳可触及一肿物，大小8.0cm×8.0cm，质硬，界不清，活动性固定，皮肤酒窝征阴性，局部乳房皮肤呈紫红色，范围约5.0cm×5.0cm，可见湿疹样隆起，皮温无改变。双侧腋窝及锁骨上下未触及肿大淋巴结。

超声检查：右乳腺腺体厚度约1.7cm。左乳腺腺体增厚，厚度约4.1cm。左乳腺失去正常形态，可见弥漫性高低混合性回声，范围约17.8cm×4.4cm×17.2cm，内见少量无回声区，局部达乳头后方及皮下，与乳头界限不清，皮肤及皮下脂肪层呈网状高回声增厚样改变（图41-7），其内血流丰富，可测及动脉频谱，RI：0.53（图41-8）。双腋窝未见明显肿大淋巴结。超声提示左乳腺实性占位性病变不除外，乳头及皮肤层受侵，血管源性？淋巴源性？（BI-RADS 4C类）。

其他检查：乳腺磁共振检查所见：左乳腺明显肿胀，其内可见团块状等T_1长T_2信号影，大小约8.0cm×10.7cm×12.0cm，左乳

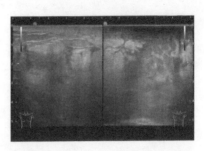

图 41 -7 左乳血管肉瘤超声：左乳腺可见弥漫性高低混合性回声，
内见少量无回声区，局部达乳头后方及皮下，与乳头界限不清，
皮肤及皮下脂肪层呈网状高回声增厚样改变

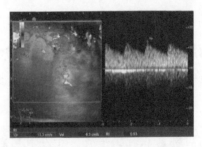

图 41 -8 左乳血管肉瘤 CDFI 及频谱多普勒：肿物内血流丰富，
可测及动脉频谱

未见正常腺体显示，左乳团块平扫信号不均匀，内可见粗大血管影，增强扫描明显不均匀强化，TIC 曲线呈平台型及下降型，DWI呈高信号，ADC 为 $(1.122 \sim 1.631) \times 10^{-3} \text{s/mm}^2$。左侧乳晕及皮肤增厚，与肿块关系密切。双侧腋窝见多个略增大淋巴结影。诊断意见：左乳团块影，BI - RADS 5 类，伴皮肤浸润。双腋下淋巴结略增大。

手术及病理： 术中见肿物约 17cm ×5cm ×17cm，质硬韧，无包膜，切面红褐色，平坦，周边无明显毛刺（图 41 -9）。病理镜下所见：（左乳肿物）见大量不规则血管腔样结构，局部区域可见互相吻合（图 41 -10）。免疫组化染色：CK5/6 （ - ），ER （ - ），P63 （ - ），Ki - 67 （ + 25% ），GATA - 3 （ - ），CD34 （ + ），

CD31（+），Fli-1（+）。诊断意见：（左乳）低级别血管肉瘤。（左腋窝淋巴结）淋巴组织增生。患者目前术后5个月，状态良好。

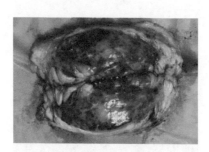

图41-9　左乳血管肉瘤手术切除标本：肿物无包膜，
切面红褐色，平坦，周边无明显毛刺

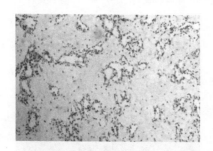

图41-10　左乳血管肉瘤病理：镜下见大量不规则血管
腔样结构，局部区域可见互相吻合（HE×200）

【病例3】患者女性，45岁。因"发现左乳肿物半年，明显增大4个月"来诊。患者半年前因双乳胀痛自行触及左乳一肿物，约"葡萄"大小，伴压痛，无乳头溢液，自觉肿物大小与月经周期无明显关系。自觉肿物近4个月来增大，现约"蛋黄"大小，自行口服消乳散结胶囊，自觉症状无明显好转。

查体：左乳腺外下象限距离乳头约1cm处触及一肿物，大小约6cm×5cm，质硬，界部分清楚，活动性尚可，乳房皮肤无红肿及皮温改变。双侧腋窝及锁骨上下未触及肿大淋巴结。

超声检查：左乳腺下象限乳头后方可见高低混合性回声，范围约：5.6cm×1.5cm×4.3cm，轮廓欠清晰，边缘不规则，无衰减

（图41-11），其内血流丰富，可测及动脉频谱，PSV：18.50cm/s，RI：0.68（图41-12）。提示左乳腺高低混合回声，血流丰富，性质待定（BI-RADS 4B类）。

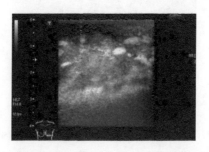

图41-11　左乳血管肉瘤超声：左乳腺下象限乳头后方可见
高低混合性回声，轮廓欠清晰，边缘不规则，无衰减

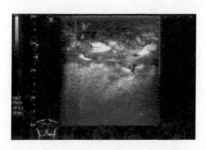

图41-12　左乳血管肉瘤CDFI：病灶内血流丰富

其他检查：乳腺X线示左乳乳头下方局部不对称致密影，边界欠清（图41-13），点压后仍有存在，未见确切钙化及增粗血管，乳头、乳晕及皮肤未见异常，腋下未见肿大淋巴结。提示左乳肿物，BI-RADS 4B类。实验室检查无特殊发现。

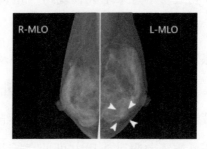

图41-13　左乳血管肉瘤钼靶：左乳乳头下方
局部不对称致密影，边界欠清

手术及病理：5 日后手术治疗，冰冻病理倾向假血管瘤样间质增生，行乳腺区段切除术，石蜡病理镜下示瘤细胞大小较一致，围绕大小不一的血管密集排列，核深染（图 41 - 14），免疫组化：CK（-），CD34（+），CD31（+），CD68（散在+），D2 - 40（-），Desmin（-），Fli - 1（+），GATA - 3（-），Ki - 67（30%），P53（-），S - 100（-），SMA（+），FactorXIII（F8）（+），诊断：符合左乳血管肉瘤（分化较高）。决定行单纯左乳房切除术。术后规律随访至今，患者一般状态良好。

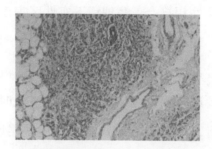

图 41 - 14　左乳血管肉瘤病理：镜下见瘤细胞大小较一致，围绕大小不一的血管密集排列，核深染（HE ×200）

病例分析

乳腺血管肉瘤是乳腺罕见的肿瘤，起源于血管内皮细胞或向血管内皮细胞分化的间叶细胞，其发病率约占所有乳腺原发性恶性肿瘤的 0.05%。本病好发于 30 ~ 40 岁年轻女性，6% ~ 12% 为妊娠期妇女。可分为原发性和继发性，原发性血管肉瘤病因尚不明确，有报道依据其好发于年轻病例、妊娠、哺乳期妇女，推测其发生原因可能与雌激素水平有关，但仍存在争议；继发性血管肉瘤多发生于乳腺癌保乳术后接受放疗的患者。

乳腺血管肉瘤的超声检查不具有典型的包块占位效应，其边缘与周围正常组织逐渐移行，诊断困难，Liberman 等报道的 29 例乳腺血管肉瘤没有 1 例是单纯依据影像学表现而作出诊断的。并且本病的病理组织形态变异很大，同一肿瘤组织的不同部位形态各异，不同分化程度并存，这导致病例 1 中患者术前多次取病理结果各异，也有"血管瘤"的诊断，病例 3 中冰冻病理倾向假血管瘤样间质增生。刘红等建议如疑为乳腺血管源性病变，应首先考虑为血管肉瘤，因为乳腺肿瘤中血管肉瘤比良性血管瘤多见。

本病病理大体表现为病变海绵状，有出血、坏死，与超声显示肿物巨大，呈囊实性相符合。病理镜下实性区表现为大量毛细血管增生，互相吻合，交织呈迷路样，部分区域出血明显，因此彩色多普勒超声显示实性部分血流丰富并探及动静脉血流频谱，这是乳腺血管源性肿瘤重要超声表现之一。肿瘤累及皮肤时，呈红、蓝色改变（病例 1，病例 2），这符合超声表现为皮肤层增厚，血流丰富。血流丰富及视诊皮肤改变对乳腺血管肉瘤诊断具有重要意义。腋窝及锁骨上下窝淋巴结无阳性发现，这符合典型血管源性肿瘤淋巴结转移较少、血行转移多见的特点，而体积较大的乳腺癌患者常具有腋窝淋巴结肿大的特征，此征象可以作为二者鉴别点之一。

该肿瘤在所有乳腺恶性肿瘤中预后最差，肿瘤的组织学分级与预后密切相关，文献报道 40 岁以上女性多为高分化肿瘤（如病例 3），年龄越小恶性度越高（如病例 1，病例 2），这 3 例均与文献报道相符合。

病例点评

超声显示较大肿块（＞3cm）、无明显占位效应、血流丰富、淋巴结无明显转移，是乳腺血管肉瘤的超声特点，但上述特点特异性均不高，超声医生检查时应注意结合临床表现，皮肤青紫色改变是特征性改变，结合上述超声特点诊断更有意义。

参考文献

1. Tavasso li FA，Dev ileeP. WHO classification of tumours. Pathology and Genetics of tumours of the breast and female genital organs. Lyon：IARC Press，2003：94 - 96.

2. Georgiannos SN，Sheaff M. Angiosarcoma of the breast：a 30 year perspective with an optimistic outlook. Br J Plast Surg，2003，56（2）：129 - 134.

3. Monroe AT，Feigenberg SJ，Mendenhall NP. Angiosarcoma after breast - conserving therapy. Cancer，2003，97（8）：1832 - 1840.

4. 刘红，赵晶，付丽. 乳腺原发性血管肉瘤的诊断治疗进展. 中国肿瘤临床，2006，33（15）：897 - 899.

5. 张洵，李凌，宋艳. 乳腺原发性血管肉瘤2例报道并文献复习. 诊断病理学杂志，2004，11（6）：397 - 399，插页104.

（李　响）

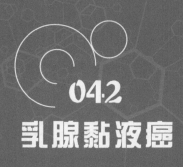

042

乳腺黏液癌

📋 病例介绍

【病例1】患者女性，41岁。无意中发现左乳一枚肿物，局部皮肤无红肿及破溃。查体：左乳可触及一肿物，大小约 2.5cm×2.0cm×2.0cm，质硬，活动性差。

超声检查：左乳腺 11 点可见高低混合回声，范围约 2.4cm×1.7cm，轮廓界限欠清晰，边缘不规则，有侧方声影，内以高回声为主，CDFI 边缘见血流信号，不丰富，可测及动脉频谱，RI：0.84（图 42-1）。双腋窝未见明显肿大淋巴结。提示左乳腺腺瘤样增生或实质占位性病变（BI-RADS 4B 类）。

钼靶检查：左乳内上象限可见不对称片状增浓影伴簇状细钙化，边缘模糊，范围约 2.3cm×1.9cm，腋下未见肿大淋巴结。提示左乳内上象限增浓影伴细钙化，BI－RADS 4C 类。

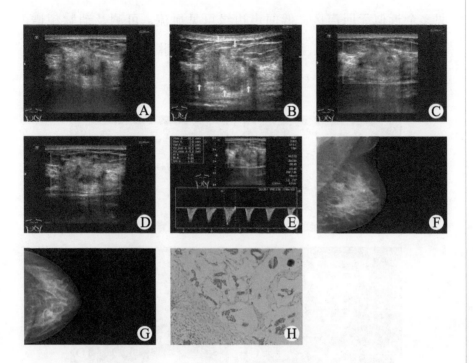

A. 左乳见高低混合性回声；B. 肿物轮廓界限欠清晰，边缘不规则；C. CDFI 示肿物边缘见点状血流信号；D. CDFI 示肿物边缘见点状血流信号；E. 频谱多普勒：测及动脉频谱，RI：0.84；F. 钼靶内外侧斜位示上象限片状增浓影；G. 钼靶头尾位示内象限增浓影伴簇样细钙化；H. 病理：癌细胞呈团巢状排列并漂浮于黏液湖中，核大深染，异型性明显（HE×200）。

图 42－1　乳腺黏液癌

术中所见：肿物无包膜，切面灰白，皱缩，周边无明显毛刺。病理诊断：富于细胞型黏液癌。

【病例2】患者女性，70 岁，患者 1 天前无意中发现右乳外上象限—"鸡蛋"大小肿物，乳头无溢液，皮肤颜色无明显改变。查体：右乳外上象限可触及 4cm×5cm 肿物，质韧，椭圆形，边界不清，酒窝征阴性。对侧乳房未触及确切肿物，双腋下及锁骨上下未触及肿大淋巴结。

超声检查：右乳腺外上象限可见低回声，范围约 4.8cm×

3.1cm×3.9cm，轮廓界限清晰，边缘不规则，其内回声不均匀，见多个近似无回声区，低回声边缘可见血流，可测及动脉频谱，RI：0.7（图42-2）。双腋窝未见明显肿大淋巴结。提示右乳腺实质占位性病变不除外（BI-RADS 4C类）。

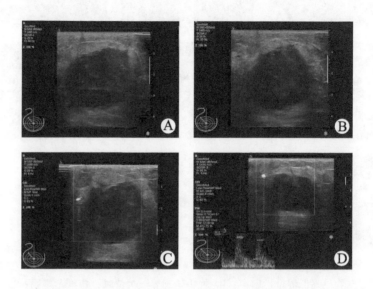

A. 右乳见低回声肿物；B. 肿物边界清晰，形态不规则，内回声不均；C. CDFI示肿物边缘见彩色血流信号；D. 频谱多普勒测及动脉频谱，RI：0.7。

图42-2　乳腺黏液癌伴炎症

钼靶检查： 右乳外上象限可见高密度团块影，呈分叶状，大小约3.6cm×4.6cm，边缘欠清晰，另见1枚斑块样钙化。双侧乳头、乳晕及皮肤未见异常，双腋下未见肿大淋巴结。提示右乳外上象限团块影，BI-RADS 5类。

术中所见： 肿物包膜完整，其内为暗红色絮状物、坏死状物，组织间可见陈旧血性液。术中冰冻：乳腺病伴脂肪坏死，局部导管上皮增生活跃及纤维血管脂肪组织伴炎细胞浸润。术后病理：结合免疫组化结果符合黏液腺癌伴炎症。

病例分析

乳腺黏液腺癌又称胶样癌，属于特殊性的浸润性乳腺癌，以产生大量的黏液蛋白为主要特征，约占所有乳腺癌的1%~4%，与浸润性导管癌相比侵袭力弱、预后好、疾病进展慢、病灶转移率低。

病理分型：根据有无细胞外黏液区域的浸润性癌成份将乳腺黏液癌分为单纯型及混合型，单纯型黏液癌的所有区域都含有大量细胞外黏液，小岛状的癌细胞团漂浮在丰富的细胞外黏液基质中，黏液占肿瘤总体积至少33%。混合型黏液癌中既有大量细胞外黏液的区域，同时又含有缺乏细胞外黏液的浸润性癌区域，细胞外黏液至少要占整个肿瘤的25%。

临床上多发生在55岁以上的绝经后妇女，肿物生长缓慢，单纯型黏液癌多呈膨胀性生长，形成境界清楚的肿物，致使其在超声图像上表现为形态较规则，边界较清楚，后方回声增强的病灶，常被误认为良性病变；而混合型黏液腺癌存在黏液腺癌与浸润性导管癌的成分，所以同时具备黏液腺癌与浸润性导管癌的部分声像图特征。黏液癌因癌肿富含黏液，大量胶样物被纤维分割，致使肿块内部回声杂乱不均，部分似可见无回声区，所以病灶内见散在分布无回声或呈网状囊实混合性是黏液癌较为典型的特征。

鉴别诊断：乳腺黏液腺癌最易被误诊为纤维腺瘤，纤维腺瘤常见于年轻女性，表现为低回声肿块，圆形或椭圆形，边界清楚，形态规则，有包膜，后方回声轻度增强或无明显变化，内部回声较均匀。黏液腺癌多见于绝经期前后女性，肿块回声较低，内部回声不均匀，没有钙化，后方回声多增强。

手术切除是乳腺黏液癌首选的治疗方法，但其侵袭能力低，发生转移的机会较少，因此手术范围可适当缩小。文献报道，对于单纯型黏液癌，无皮肤侵犯、无区域淋巴结转移、无远处转移、肿瘤<5cm，无多中心病灶患者，可以选择保乳术。黏液癌中细胞外黏液占大部分，因此化疗对肿瘤的体积影响较小，疗效不确切。对于ER/PR 阳性的患者，可考虑结合内分泌治疗。

病例点评

病例 1 左乳肿物在超声上表现为高低混合性回声，与周围正常腺体及脂肪组织回声相近，不易发现，但肿物可触及，所以扫查时应结合触诊仔细辨别。此病灶边界欠清晰，形态不规则，无包膜，血流不丰富，与腺瘤样增生鉴别困难，但肿物触诊质硬，活动性差，应想到恶性可能。钼靶表现见簇样细钙化，可帮助鉴别。

病例 2 是一位老年患者，超声于右乳见一较大低回声病灶，边界清晰，形态欠规则，局部成角，无包膜，内回声不均，可见多个小的极低回声，近似无回声区，是典型的黏液癌的声像图表现。术中肿物内见暗红色絮状物、坏死状物，组织间见陈旧血性液，这与超声表现病灶内回声不均，见散在分布无回声是一致的。另因黏液癌内富含黏液蛋白，所以通常病灶血流不丰富。

参考文献

1. 吴淑清，水旭娟. 超声检查在乳腺黏液腺癌诊断中的临床应用价值. 医学影像学杂志，2014（4）：647－649.

2. 任黎萍，张晓清，刘鹏熙. 乳腺黏液癌 70 例临床病理特点分析. 第十二次全国中医、中西医结合乳房病学术会议论文集，2011：22－25.

3. 向素芳，邓立强，蔡志清，等. 乳腺黏液癌 30 例的超声图像分析. 实用医院临床杂志，2012，09（2）：128－130.

4. 彭玉兰，魏兵，吕青，等．乳腺黏液腺癌的超声诊断及误诊．华西医学，2007，22（2）：254-255.

5. 范林军，姜军，赵菲，等．乳腺黏液癌临床病理特点分析．第三军医大学学报，2003，25（23）：2077-2079.

（樊智颖）

043
乳腺癌术后胸壁复发

病例介绍

患者女性，65 岁。主诉"乳腺癌术后 13 年 4 个月，确诊肺转移 7 年"来诊。患者术后进行常规医院复查，超声发现乳腺癌术后胸壁肿物，为求进一步诊治入院。

查体： 左乳腺缺如，左侧胸壁未触及确切肿物。

超声检查： 左侧胸壁第一至第三肋水平胸骨左缘肌层内可见低回声，范围约 4.7cm×1.1cm×5.7cm，边界较清，形态不规则，呈分叶状，局部成角，其内可见点状血流信号，可测及动脉频谱。左侧锁骨上窝Ⅳ区肌层内可见实质性低回声，范围约 2.5cm×1.8cm×2.7cm，毛刺状，与锁骨下动静脉关系密切，界限不清。提示左胸壁、左锁骨上窝实质占位性病变可能性大（BI–RADS 5 类）。

　　肺部 CT 平扫＋增强：胸壁软组织未见确切占位。双肺多发结节，转移癌可能性大，双肺门及纵隔淋巴结肿大。

　　治疗经过：患者 13 年前于我院行乳腺癌改良根治术，7 年前诊断肺转移，本次检查发现胸壁内占位性病变，于超声引导下行胸壁肿物穿刺活检术，病理证实为浸润性导管癌（Ⅱ级）（图 43-1）。

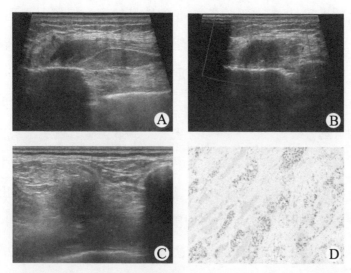

　　A. 二维超声显示左侧胸壁肌层内低回声；B. CDFI 低回声内可见点状血流信号；C. 二维超声显示左侧锁骨上窝肌层内可见毛刺状低回声；D. 病理示胸壁浸润性导管癌（Ⅱ级）（HE×20）。

图 43-1　乳腺癌胸壁转移

病例分析

　　乳腺癌是女性常见肿瘤，乳腺癌术后局部复发是指手术治疗后出现胸壁和（或）区域淋巴结复发，复发率高达 10%～30%，其中胸壁复发所占比例最高，是影响乳腺癌患者术后生存率的重要因素。胸壁复发多发生在术后 2 年内，局部复发后 60.8%～80.0% 出现远处转移，以肺、骨及肝脏转移多见，最后多因远处转移而死亡。因此，采用合适的影像学检查手段，有助于早期判断转移结节的良恶性。研究表明，约有15.3%的乳腺癌患者术后合并转移性结节，但大部分胸壁部位的实性结节多为术后瘢痕结节。目前对转移性结节的检查方法主要有临床触诊、超声检查和CT等，确诊则需要穿刺活检的病理检查。对于较小的结节，临床触诊的漏诊率高，且诊断的准确性差。CT诊断的准确性虽较高，但辐射损伤较大，不适合用作术后常规复查。随着超声技术的不断发展，对转移性实性结节的良恶性的诊断价值备受重视，超声具有检查费用低、无创及可重复操作等优点，是乳腺癌术后胸壁等部位转移性结节良恶性诊断的首选方法。

胸壁软组织转移的二维声像图多为低回声，超声表现可大致分为以下3类：1. 不规则肿块型：肿块形态不规则，边缘可出现毛刺、成角或多分叶状改变，与周围组织边界可清晰/不清晰，内部回声不均，偶可见部分无回声，这与其内部变性坏死有关。2. 规则结节型：此种类型与乳腺原发恶性肿瘤的声像图不同，胸壁转移病灶形态可呈较规则的椭圆形或浅分叶状，与周围正常组织的界限也比较清晰，甚至部分病例可有假包膜形成，形态类似于发生在乳腺组织中的纤维腺瘤。此种类型在胸壁转移癌中并不少见，需要警惕，不要因为其形态规则就轻易做出良性病变的诊断。3. 弥漫浸润型：病变呈低回声或稍低回声，呈浸润性生长，与周围组织界限不清，边缘可规则或不规则，甚至无法找出与周围组织明显的分界。以上3种类型的共同特点是：肿块内血供较丰富。与乳腺原发肿瘤不同，胸壁转移灶内多无钙化形成，肿块后方衰减也少见。需要注意的是：乳腺癌术后胸壁表面不平，扫查过程中需格外耐心、仔细，放慢检查速度，以保证全面扫查无遗漏。而且，胸壁解剖层次较复杂，受不同乳腺癌术式的影响，残留的胸壁组成成分也不同，

笔记

检查过程中需要结合手术史，仔细辨别转移灶的层次、部位，并与手术区域的瘢痕改变相鉴别。在报告中，需要注明病变的解剖位置，通常采用"解剖标志线＋肋骨水平＋解剖层次"的方法定位病变位置，如"左侧胸壁第4肋水平与锁骨中线交界处胸大肌内见一低回声"，如此可准确告知临床医生病变的具体位置，也方便日后超声复查，比较病灶变化。

近年来，随着超声造影技术的广泛应用，有研究表明在二维超声基础上，加以超声造影检查，以进一步了解病灶有无增强及增强模式及时间－强度曲线等情况，对判断病灶的性质具有重要的价值，超声造影或可成为普通二维超声检查的有效补充。

病例点评

虽然乳腺癌术后胸壁复发多发生在术后2年内，但远期复发仍不少见，本例就是如此，术后13年依次发生了肺与胸壁的转移，由此可见，乳腺癌术后的监测与定期复查意义重大。超声在这个过程中起到了重要作用，本例在临床触诊与增强CT均未发现阳性表现的时候，超声做出了正确诊断。回顾本例胸壁复发的声像图特征，转移灶发生在肌层内，这个层次手术时并未涉及，因此，发现异常回声就需要格外警惕。虽然病灶形态相对较规则，边界也清晰，但胸壁肌层内的转移有相当一部分都是如此表现，再结合血供等特征，诊断上应首先考虑胸壁复发转移，尽早提示临床，获得病理诊断。

参考文献

1. Kim SJ, Moon WK, Cho N, et al. The detection of recurrent breast cancer in patients with a history of breast cancer surgery: comparison of clinical breast

examination, mammography and ultrasonography. Acta Radiol, 2011, 52（1）: 15 – 20.

2. 陈泳愉. 乳腺癌术后胸壁、腋窝及锁骨上窝实性结节的超声造影研究. 岭南急诊医学杂志, 2017, 22（6）: 587 – 589.

（康　姝）

044 乳腺叶状肿瘤

病例介绍

【病例1】患者女性，52岁，3年前无意中发现左乳一枚肿物，伴疼痛但与月经无明显关系，局部皮肤无红肿及破溃，未治疗。3年来肿物逐渐增大。专科检查：双乳对称，双乳头平齐，左乳腺上象限触及一肿物，大小4.0cm×4.0cm，质韧硬，界限部分清楚，活动性差，皮肤酒窝征阴性，乳房皮肤无红肿及皮温改变，双侧锁骨上下窝及腋窝未触及肿大淋巴结。超声检查：左乳腺10-11点可见低回声，范围约4.2cm×2.9cm×3.7cm，形态不规则，多分叶状，局部呈毛刺状，无明显包膜，后方回声衰减，周边回声增强，内可见不清晰无回声区，可见穿支样血流，测及动脉频谱，RI：1.0。局部脂肪层变薄，库柏氏韧带受侵。超声提示左乳腺实质占位性病变可能性大（BI－RADS 5 类）（图 44－1A）。双侧乳腺 DR：左乳头后方可见团块影，大小约 4.4cm×4.3cm，提示左乳头后方团块，BI－RADS 5 类（图 44－1B）。行左乳肿块切除术。病理诊断：左乳乳腺叶状肿瘤（良性）（图 44－1C）。

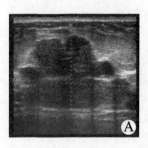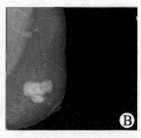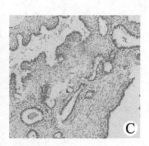

A. 超声声像图；B. 钼靶图像；C. 病理检查（HE×200）。

图 44－1　良性叶状肿瘤超声

【病例 2】患者女性，56 岁。1 个月前无意中发现左乳有一无痛肿物，初未在意，近日自觉肿物明显增大。超声检查：左乳腺外上象限相当于 2 点距乳头约 3.01cm 处可见实质性低回声，范围约 4.71cm×2.76cm×4.25cm（距皮约 0.68cm），分叶状，周边回声增强，其内可见点状强回声，还可见小片状无回声，血流丰富。超声提示左乳腺实质占位性病变可能性大（5 级）（图 44－2）。双侧乳腺 DR：左乳外上象限见较大团块影，大小约 53mm×33mm，局部边缘不清，可见分叶，其内可见 4 枚粗钙化。左乳斜位上象限可见结节样增浓影，大小约 1.3cm×0.7cm，头尾位显示不确切。提示左乳外上象限团块伴钙化，BI－RADS 4C级。行肿物切除术，术中见肿物大小 5cm×4cm×3cm，色灰黄，质韧，界尚清，部分包膜完整，剖面鱼肉状，略膨隆。病理结果：左乳腺叶状肿瘤（交界性），遂行左乳房全乳房切除术。

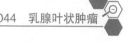
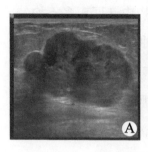 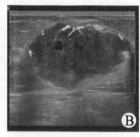 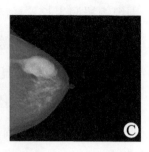

A. 超声声像图；B. CDFI 图像；C. 钼靶图像。

图 44 -2　交界性叶状肿瘤

病例分析

乳腺叶状肿瘤（phyllode tumor of the breast，PTB）是一类少见的特殊类型乳腺肿瘤，占女性乳腺肿瘤的 0.3% ~ 1.0%，通常为良性，但常见复发，少数患者发生血行转移。乳腺叶状肿瘤是由乳腺纤维结缔组织和上皮组织组成的纤维上皮性肿瘤，分为良性、交界性和恶性三个亚型，恶性称为叶状囊肉瘤。乳腺叶状肿瘤病因不明，可能与雌激素的代谢分泌失调有关。乳腺叶状肿瘤可发生于女性各年龄段，但发病高峰期在 40 岁左右，绝经前女性、多产妇以及哺乳者较为多发。临床多表现为无痛性单发肿块，多位于外上象限，多数病程较长，但常有近期增长史，肿瘤体积较大，肿瘤直径 1 ~16cm，大者可达 45cm，可有肿瘤突然加速生长的病史。临床触诊常呈圆形或分叶状，质地坚韧，边界清楚，可活动，很少侵及皮肤及胸肌筋膜。部分交界性和恶性叶状肿瘤可经血行转移至肺、骨和腹腔脏器等部位。

超声表现：1. 多数呈分叶状，体积较大；2. 良性叶状肿瘤呈膨胀性生长，边界清晰，可见"包膜"（"包膜"是由邻近受压的乳腺间质构成，并非真正包膜）；3. 交界性和恶性叶状肿瘤可向周

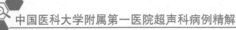
围组织浸润生长，局部边界模糊不清；4. 肿物内部回声多不均匀，以低回声为主，可有液性变；5. 腋窝通常无肿大淋巴结，如果腋窝有肿大淋巴结，则考虑恶性叶状肿瘤。彩色多普勒显示可见肿物内部静脉曲张，通常直径 >0.3cm。一般良性者肿块内血流信号较少；恶性者肿块内部及周围多可探及丰富的血流信号，且阻力指数较高。

鉴别诊断：

1. 纤维腺瘤：患者相对年轻，瘤体直径多在 1~3cm，巨大纤维腺瘤也可 >5cm，肿物活动性好，内部回声均匀，一般无囊性变，包膜完整，且肿瘤生长速度较慢。

2. 乳腺癌：肿物不规则低回声，可呈毛刺样、蟹足样浸润性生长，边界不清，可伴有皮肤和乳头改变，常伴有腋窝淋巴结转移。

3. 乳腺恶性淋巴瘤：较罕见，多单发，常为迅速增大的肿块，肿块呈巨块或结节状、分叶状，边界清晰，质坚，有弹性，与皮肤及乳头等无粘连，需经病理明确诊断。

乳腺叶状肿瘤虽有良性、交界性及恶性之分，但由于肿瘤生长迅速，加之肿瘤易于复发，因此即使良性的叶状肿瘤也需局部广泛手术切除。因此，一旦组织学诊断为叶状肿瘤应立即行根治术，肿瘤切除手术的切缘极其重要，如果手术无法保证切缘阴性，即使是良性叶状肿瘤，其局部复发的危险亦很高。

病例点评

1. 超声检查诊断叶状肿瘤一般呈分叶状，通常内有液性暗区，血流丰富，回声较纤维腺瘤偏低，也可结合其他影像学检查如乳腺钼靶和乳腺 MRI 进行鉴别诊断。2. 对于临床表现有近期乳腺肿物

笔记

生长迅速的患者，肿瘤体积较大，临床触诊边界清楚，可活动，很少侵及皮肤及淋巴结等，应考虑到乳腺叶状肿瘤的可能性。3. 由于叶状肿瘤生长迅速，而且易于复发，因此即使良性叶状肿瘤也需要局部广泛手术切除，确定肿瘤切除手术切缘阴性极其重要。

参考文献

1. Guerrero MA, Ballard BR, Grau AM. Malignant phyllodes tumor of the breast: review of the literature and case report of stromal overgrowth. Surg Oncol, 2003, 12 (1): 27 – 37.

（翟齐西）

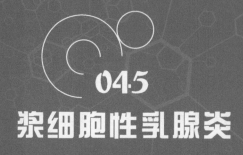

04.5
浆细胞性乳腺炎

病例介绍

患者女性，30 岁。主诉"突然发现右乳肿物 5 天"来诊。查体：右侧乳腺外上象限触及一肿物，质硬，界限不清楚，活动性差，皮肤酒窝征阴性，乳房皮肤无红肿及皮温改变。双侧腋窝及锁骨上下窝未触及明显肿大淋巴结。

超声检查： 右乳腺内上象限可见混合性回声，范围约 7.2cm × 2.3cm，内见扩张导管回声，呈树枝状，可见密集点状回声，其内还可见无回声区，大者范围约 1.5cm × 0.7cm，周边血流丰富，可测及动脉频谱，RI：0.67。右腋窝可见数个淋巴结回声，大者约 1.5cm × 0.6cm，皮质回声减低，血流较丰富。提示右乳腺混合性回声，不除外浆细胞性乳腺炎脓肿形成伴局部导管扩张，血流丰富

笔记

（BI-RADS 4A 类），右腋窝淋巴结回声（可疑）（图 45-1）。

患者于局麻下行右乳肿物穿刺活检术，病理提示浆细胞性乳腺炎。

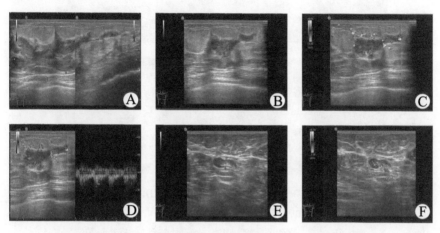

A. 右乳混合性回声，形态不规则，无包膜；B. 低回声沿导管走形，内见密集点状回声；C. CDFI 示低回声周边丰富血流信号；D. 测及动脉频谱，RI：0.67；E. 右腋窝淋巴结回声，皮质略增厚，回声减低；F. CDFI 示淋巴结门样血流信号。

图 45-1　浆细胞性乳腺炎初次超声所见

中药保守治疗后 4 个月复查乳腺超声：右乳腺内上象限可见低回声，范围约 4.5cm×0.7cm×4.4cm，形态不规则，呈条形，内可见密集点状回声，流动感不明显，边缘可见彩色血流。双腋窝未见明显肿大淋巴结。提示右乳腺内上象限浆细胞性乳腺炎可能性大（BI-RADS 4A 类）（图 45-2）。

病例分析

浆细胞性乳腺炎又称乳腺导管扩张症，是一种好发于非哺乳期、以乳腺导管扩张和浆细胞浸润为病变基础的慢性非细菌性炎症，病因与乳头内陷及自身免疫等有关，病理学基础是乳腺导管的

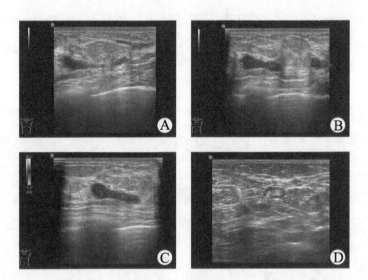

A. B. 右乳腺低回声，形态不规则，呈条形；C. CDFI 示低回声边缘点状血流信号；D. 右腋窝淋巴结无肿大。

图 45－2　浆细胞性乳腺炎治疗 4 个月后超声所见

潴留性扩张，是由脂肪性物质在导管内大量堆积和外溢而导致导管周围发生免疫性反应和化学性刺激，使乳房局部组织内大量浆细胞浸润所致，从而引发患者出现乳房肿块、红肿、胀痛，乳瘘等临床症状，表现与细菌性乳腺炎相似，病变某些阶段的表现酷似乳腺癌，临床易误诊。

浆细胞性乳腺炎根据病程分为 3 期：1. 急性期，约 2 周，乳房肿块伴有疼痛、肿胀、皮肤发红等急性乳腺炎的表现，但全身反应轻，无明显发热。2. 亚急性期，约 3 周，炎样症状消失，出现乳房肿块，并与皮肤粘连。3. 慢性期，乳房肿块可缩小成硬结状（此时与乳腺癌鉴别困难），病程较长者可形成皮肤瘘道。

不同的病理时期声像图表现差异大，超声表现大致可分为三型：1. 肿块型：此型多见，可有乳头内陷，肿块质地韧，多呈不实低回声，边界不清，无包膜，形态不规则，要注意与乳腺癌鉴别。加压扫查，其内见点状回声流动，是浆细胞性乳腺炎的特征性表现；而乳腺癌为实性低回声肿物，质硬，加压扫查无此现象出现。此外，急性期病变局部皮下脂肪组织增厚，回声增高，呈水肿改变时，应与炎性乳腺癌和细菌性乳腺炎相鉴别。2. 瘘管型：多出现于乳晕区及乳晕周围，多与乳头内陷有关。乳头内陷造成导管内容物排出不畅而引发炎症反应。初期症状轻微，可无急性期表现，仅表现为乳晕周围炎症瘘口反复出现，迁延不愈。此时应手术切除瘘口病灶及整个瘘管，即可治愈。3. 单纯导管扩张型：乳腺内见多条管状回声，内充满点状絮状回声，可流动，病理见导管上皮增生，管腔内充满脂质分泌物。

目前认为治疗浆细胞性乳腺炎最彻底有效的方法是手术切除，手术方式包括乳管切除术、乳腺区段切除术、单纯乳房切除术等。但局部病灶切除容易复发，大范围切除不仅影响乳房外观，也会给患者带来较大心理负担，因此临床多采用中西医结合的方法，如本例患者通过中药治疗后病灶明显变小。

🏥 病例点评

此病例为年轻非哺乳期女性，突然出现乳腺包块，超声显示病灶呈混合性回声，形态不规则，无包膜，内见多发扩张导管回声伴点状回声，是浆细胞乳腺炎的典型特征，可与乳腺癌相鉴别，乳腺癌表现为实性低回声，导管内癌也可表现为导管扩张，但扩张的导管内为实性低回声，可与此病例相鉴别。同时，此例患者发病以来皮肤无红肿，无发烧，可与细菌性乳腺炎鉴别。

临床如遇到年轻哺乳后女性，既往体检无乳腺包块，突然出现乳腺包块，不伴有皮肤红肿，可能有患者自述包块自发现以来逐渐变小者，可考虑浆细胞性乳腺炎的可能。超声表现为低回声肿块，

笔记

205

形态不规则，界限不清，无包膜，如低回声沿导管走形，其内见点状回声，有流动感，更可协助诊断。

参考文献

1. 付士地，王超，陆峥. 超声在浆细胞性乳腺炎中的诊断价值. 临床超声医学杂志，2013，15（2）：137 – 138.

2. 耿翠芝，吴祥德. 浆细胞性乳腺炎的诊断与治疗. 中华乳腺病杂志（电子版），2008，2（1）：20 – 23.

3. 邬凤鸣，梁珊，李卓荣，等. 浆细胞性乳腺炎 60 例临床分析. 影像研究与医学应用，2017，1（9）：225 – 226.

（樊智颖）

046
腹壁副脊索瘤

病例介绍

　　患者女性，32 岁。于 6 个月前无意中发现左下腹一枚大小约 3cm×3cm 的肿物，局部皮肤无红肿及破溃，近日发现肿物稍有增大，为求进一步诊治来我院就诊。住院查体：肿物质韧、表面光滑，无压痛，活动度尚可，边界清楚。患者无畏寒，无发热，无全身疼痛。

　　超声所见：左下腹前壁浅筋膜深层低回声，范围约 4.93cm×2.49cm，形态不规则，呈分叶状，回声不均匀，未见明显液化，CDFI 未见明显血流显示（图 46 - 1A），其深部边缘邻近腹直肌，腹直肌走行正常，壁层腹膜连续。提示左下腹前壁浅筋膜层不规则低回声包块。

腹部 CT 示左侧腹壁内可见分叶状软组织密度影，CT 值约 27HU，最大横截面积约 2.2cm×2.9cm，边界清晰，与腹壁肌肉分界较清，CT 诊断意见：左侧腹壁内软组织密度影，请结合穿刺活检（图 46-1B）。

术后病理所见：细胞呈团巢状弥漫分布，细胞胞浆丰富，内含黏液空泡细胞。免疫组化示 CK（弱+），Vimentin（+），s-100（+），P63（-），GATA-3（-），TTF-1（-），PAX-8（-），ER（-），CDX-2（-），CD31（血管+），CD34（血管+），F8（-），Ki-67 约（2%+）。病理检查结合免疫组化结果符合副脊索瘤（低度恶性）。

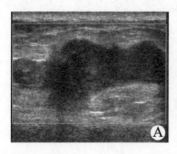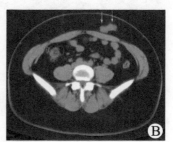

A. 腹壁副脊索瘤 CDFI 图像：彩色多普勒超声示浅筋膜深层低回声，形态不规则，回声不均匀，未见明显液化及血流显示；B. 腹壁副脊索瘤 CT 平扫：左侧腹壁内软组织密度影（箭头所示）。

图 46-1　腹壁副脊索瘤

病例分析

副脊索瘤为一种组织起源尚不十分明确的、罕见的、低度恶性的软组织肿瘤。其临床病理学特征与肌上皮瘤表现相近，为未确定分化的肿瘤。WHO（2013）软组织肿瘤分类中副脊索瘤属于肌上皮瘤/肌上皮癌/混合瘤，将副脊索瘤视为肌上皮瘤的同义词。

副脊索瘤好发于男性，多发生于下肢软组织。肿瘤有假包膜，呈分叶状，切面质脆，呈灰白色。镜下肿瘤细胞呈巢状排列，并可见经典的空泡状细胞分布于黏液间质成分的背景中。副脊索瘤临床表现为软组织内无痛性肿块，生长较缓慢，大小不一。副脊索瘤的超声表现无特异性，本病例仅表现为左下腹前壁内形态不规则的低回声肿物。彩色多普勒超声检查及 CT 检查对副脊索瘤的诊断缺乏特异性，需结合组织学病理检查及免疫组化予以确诊。

病例点评

1. 副脊索瘤是一种组织起源不明的罕见软组织肿物，本病例为女性，但副脊索瘤好发于男性。2. 影像学检查（如超声、CT）对副脊索瘤都不具有特异性，还需结合病理检查及免疫组化，但是副脊索瘤呈分叶状，超声对其诊断具有一定的提示作用。3. 副脊索瘤生长缓慢且无痛，在临床上易误诊为纤维瘤或脂肪瘤等软组织良性肿瘤，副脊索瘤为低度恶性，具有复发和转移的潜能，所以在诊断中还应引起重视。

参考文献

1. Huang C C, Cheng S M. Clinical and radiological presentations of pelvic parachordoma. Rare Tumors, 2012, 4（1）：e5.

2. Dabska M. Parachordoma：a new clinicopathologic entity. Cancer, 2015, 40（4）：1586 – 1592.

3. 樊根涛，孙国静，黎承军，等. 副脊索瘤的临床分析. 医学研究生学报，2014（4）：447 – 448.

（张 震 黄文文）

047
上皮样肉瘤

病例介绍

患者女性，16 岁。主诉"左前臂尺侧肿物 4 年，疼痛加重 1 年"。体格检查：左前臂尺侧处可见约 3cm×3cm 大小包块，表面光滑，与周围组织无粘连，压痛，无破溃及流液，肿物皮温、皮色正常，余无明显不适，否认外伤史。

首次超声检查： 左前臂中段后方肿物处扫查：深筋膜层可见高回声，大小约 3.1cm×0.5cm，边界清晰，形态不规则，回声不均匀，未见明显液化，其中心部可见条状强回声，局部边缘似可见点状血流，深部肌组织受压分界清晰。提示左前臂深筋膜层高回声，考虑脂肪瘤伴钙化或不典型血管病变伴静脉石（图 47-1A）。

其他检查： 病灶局部 MR 平扫 + 增强：左前臂尺侧中段肌肉内

可见梭形长 T_2 信号，边缘毛糙，压脂信号减低，增强扫描明显强化，考虑为左前臂肌间血管源性肿瘤（图 47 - 1B）。实验室检查示血 WBC：$11.61 \times 10^9/L$，RBC：$4.77 \times 10^{12}/L$，Hb：152g/L。余无明显异常。

患者择期行肿物切除术，术中切开皮肤及皮下，于深筋膜周围见钙化样组织，完整将其切除，送术后病理，镜检示梭形细胞增生，核卵圆形，可见小核仁，间质纤维化（图 47 - 1C）。免疫组化示细胞角蛋白（CK），CD34、Vimentin（ + ），Ki - 67（约 10% + ），S - 100，平滑肌肌动蛋白（SMA），Desmin 均（ - ），符合上皮样肉瘤。

超声复查及处理： 患者于 2017 年 1 月 14 日定期复查病灶处超声检查，检查提示皮肤及软组织层回声略欠均匀，脂肪组织深层紧贴肌组织见明显回声减低区，内部未测及明显彩色血流信号，考虑为左前臂切口处瘢痕组织。患者继续随访观察病灶及周围情况，于 2017 年 4 月 22 日自感肿物增大再次行前臂超声检查：左前臂切口下方皮下软组织增厚，局部层次不清，其内可见不均质低回声，深达肌层，周围伴少量积液。提示左前臂切口处外侧皮下软组织内低回声，可疑肿瘤复发（图 47 - 1D）。再次行手术切除及植皮手术，将原切口下方组织及肿物送病理并行免疫组织化学，结合免疫组化结果示（左前臂切口尺侧）低度恶性软组织肿瘤，倾向上皮样肉瘤复发。于 2017 年 9 月 3 日，患者定期复查超声检查：靠桡侧切口边缘下 2/3 处软组织可见低回声，范围约 $3.43cm \times 0.52cm \times 1.07cm$，边界不清，局部与深筋膜及肌组织界限不清，内见丰富血流，考虑肿瘤复发并侵袭肌层（图 47 - 1E）。术中可见肿瘤侵犯拇指及环指伸肌腱，术后免疫组化结果考虑：上皮样肉瘤复发。于 2017 年 11 月—2018 年 1 月行两次病变部位超声检查及腋窝淋巴结检查，结果均未见明显异常。期间于本院放疗 25 次，随访期间未见远处转移。

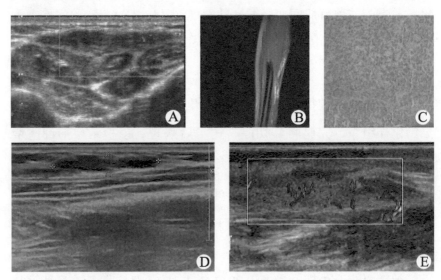

A. 首次超声图像：呈不均质高回声，形态不规则，其中心部可见条状强回声，深部肌组织受压分界清晰，局部边缘似可见点状血流；B. 增强 MRI 图像：梭形长 T_2 信号，边缘毛糙，压脂信号减低，增强扫描明显强化；C. 上皮样肉瘤病理图（HE×100）；D. 术后 8 个月复查超声图像左前臂切口处外侧皮下软组织增厚，呈不均质低回声；E. 术后 1 年复查 CDFI 软组织低回声局部与深筋膜及肌组织界限不清，内见丰富血流。

图 47 -1　前臂上皮样肉瘤

病例分析

上皮样肉瘤（epitheliod sarcoma，ES）是一种罕见的软组织低度恶性肿瘤，占全部软组织肿瘤中的比例 <1%，文献中报道有两种类型的上皮样肉瘤：远端型上皮样肉瘤（经典型）和近端型上皮样肉瘤，其起源组织未明，多数学者认为起源于间叶组织，但以分化为上皮分化占优势，所以免疫组化有助于明确诊断。上皮样肉瘤临床表现多样，无痛性孤立性皮下或深部软组织肿块为其主要临床表现，发生于盆腔者可出现腹痛，深部软组织者可发生溃疡。多发

生于双上肢及足底，病灶可单发，也可多发，但累及多个部位的病变极为罕见，上皮样肉瘤肿瘤所在部位与有无外伤史可能有一定的关系。本例上皮样肉瘤超声表现为不均质低回声，形态不规则，内可见点状强回声，首次诊断未能明确提示肿物性质。侵袭肌肉组织时可表现为与肌肉组织分解不清，彩色多普勒超声显示上皮样肿瘤血流不丰富，增强 MRI 示梭形长 T_2 信号，压脂信号减低，增强扫描明显强化。上皮样肉瘤组织学特征为上皮样细胞和梭形细胞混合细胞状生长，结节中央坏死，周边常见淋巴细胞和浆细胞浸润。上皮样肉瘤需要与发生在软组织、具有上皮样或横纹肌样特征的肿瘤鉴别，如坏死性肉芽肿或其他肉瘤，如恶性肌上皮瘤、上皮样肉瘤样血管内皮瘤、上皮样恶性外周神经鞘瘤、滑膜肉瘤。上皮样肉瘤生长速度慢，但具有侵袭性，易于复发、转移，需要长期随访，最常见转移部位是局部淋巴结，其次为肺，也可转移至头皮、骨和脑等组织，浅表位置和淋巴结转移是局部复发的独立危险因素，肿物切除术后可辅以化疗和放疗，但化疗和放疗的疗效尚不确切。本例患者于随访期间复发，但未见淋巴结异常及远处转移。

🏥 病例点评

本例上皮样肉瘤发生在年轻女性上肢，属于远端型上皮样肉瘤，易复发。首次超声及 MRI 均未正确诊断肿物性质，本病影像学定性诊断存在难度，易漏诊，但能够明确肿物大小、位置及与皮肤层关系等特征，为临床的鉴别诊断与手术方式的选择提供依据。超声检查可清晰转移情况、彩色多普勒还可显示肿物内部及边缘的血流情况，增强 MRI 可更加明确与肌肉层关系。目前对于肌骨方面上皮样肉瘤的报道不多，随着影像学技术的发展及普及，不同影像技术的结合使用将有利于本病的诊断，超声对于上皮样肉瘤的随访、复发、远处转移等具有一定价值，但上皮样肉瘤的定性诊断仍依赖病理尤其是免疫组化的结果。

参考文献

1. 张金燕，杨淑霞，涂平，等. 上皮样肉瘤 1 例. 中国皮肤性病学杂志，2010，24（3）：264 – 265.

2. Rekhi B，Gorad BD，Chinoy RF. Proximal – type epithelioid sarcoma – a rare, aggressive subtype of epithelioid sarcoma presenting as a recurrent perineal mass in a middle – aged male. World J Surg Oncol，2007，6（5）：28.

（桑 亮 郑朋超）

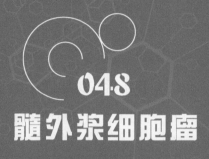

048
髓外浆细胞瘤

病例介绍

患者男性，76 岁。以"发现右侧腹股沟区肿物 50 天"为主诉入院。患者 50 天偶然发现右侧腹股沟区肿物，未特殊处理，现包块逐渐增大，门诊以"右腹股沟淋巴结肿大"为诊断收入院，病来患者无发热，二便可，偶便秘，体重略增加。体格检查：右腹股沟区触及一大小约 10cm×5cm 的包块，质软，活动性较差，随呼吸不可还纳。

超声检查：右下腹靠近腹股沟及耻骨联合右上方肿胀处扫查：局部脂肪层及肌组织间隙内可见囊实样混合性回声，大小约 7.2cm×2.9cm×4.86cm，6.9cm×3.0cm×5.7cm，两者欠规则，边界清楚，大部分实性高回声为主,囊性成分内不清晰(图 48 − 1A)，前者后1/2见较丰富彩色血流显示，后者可见散在点条样血流，两者未见明显相连，可见正常血管分支中间通过，界限清楚（图48-1B，图48-1C）。提示右下腹靠近腹股沟及耻骨联合右上方囊实混合性回声，以实性为主，局部血流丰富，淋巴来源？或注意占位性病变伴局部液化。

全身骨 ECT：全身骨质未见异常改变，请结合其他检查。

全腹 CT 平扫增强：右侧腹股沟见肿大淋巴结及淋巴结液化（图48-1D，图48-1E）。

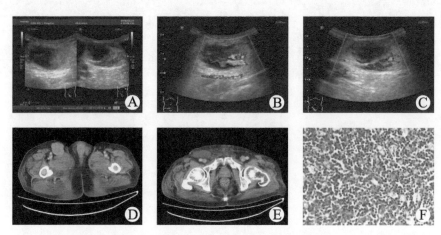

A. 二维超声显示右下腹腹股沟区混合回声；B. CDFI 混合包块内血流丰富；C. CDFI 混合回声内血流丰富；D. 增强 CT 右侧腹股沟淋巴结肿大；E. 增强 CT 右腹股沟淋巴结液化；F. 活检病理：髓外浆细胞瘤（HE×20）。

图 48-1　髓外浆细胞瘤

于局麻下行右腹股沟淋巴结活检术，术中腹股沟韧带下方见2个肿物，大者直径约8cm，小者直径约4cm，切面灰白，局部暗红，完整将肿物切除，免疫组化结果：L：Bcl-2（散在+），Bcl-6（-），CD10（+），CD20（-），CD21（-），CD23（-），CD3（散在+），CD5（散在+），CD68（散在+），CD79α（散在+），CK（PAN）（-），Cyclin D1（-），Ki-67（80%+），Pax-5（-），MUM1（+），EBV（-），CD138（±），CD38（+），HMB-45（-），

Lambda（散在＋），Melan A（－），S－100（－），kappa（散在＋）。病理诊断：符合浆细胞瘤；骨髓涂片示增生活跃，粒红系未见异常，淋巴单核细胞形态正常，成熟浆细胞占比 1.5%，巨核细胞 57个，血小板散在、成堆；骨髓活检未见浆细胞浸润。最终经血液内科会诊确诊为髓外浆细胞瘤。

病例分析

浆细胞瘤，包括浆母细胞瘤、多发性骨髓瘤、孤立性骨浆细胞瘤和髓外浆细胞瘤（extramedullary plasmacytoma，EMP）。髓外浆细胞瘤又称为原发性软组织浆细胞瘤，来源于骨髓造血组织以外软组织中的浆细胞成分，其组织起源为 B 淋巴细胞，是恶性单克隆浆细胞病变中较为罕见的一种，占所有浆细胞肿瘤的 2% 左右。EMP 的发病率约 3/100 000，男性发病率是女性的 3 倍，发病年龄多为40～60 岁。EMP 原发灶可发生于骨髓以外的任何器官，主要以头颈部及上呼吸道常见，亦可见于中枢神经系统、眼结膜、甲状腺、乳腺、纵隔、膀胱、睾丸、胃肠道、皮肤、肾上腺等器官，常因肿块或受累部位酸胀疼痛就诊，目前文献报道多以个案报道为主。

目前对髓外浆细胞瘤的诊断尚无统一标准，但多倾向于以下几点：1. 组织病理证实为单发的单克隆浆细胞增殖，伴或不伴区域淋巴结受累；2. 骨髓象正常，浆细胞比例＜5%；3. 可伴原发灶邻近骨受侵，但全身骨 X 线检查无远处骨受累；4. 无贫血、高钙和浆细胞瘤导致的肾功能损害；5. 缺乏血清和尿单克隆免疫球蛋白，或血清和尿单克隆免疫球蛋白水平较低，免疫组化为单克隆的 IgG、IgA、IgM 或重链及轻链，尿本周蛋白测定阴性。

髓外浆细胞瘤临床可分为 3 期：I 期肿瘤局限于原发部位；II

期已累及局部淋巴结；Ⅲ期出现多处转移病灶。由于髓外浆细胞瘤属于低度恶性肿瘤，预后较好，有报道称5年存活率可达75%，对放射治疗较为敏感，通常对于Ⅰ期或部分Ⅱ期肿瘤的治疗方式以手术切除辅以放射治疗为主。如发现转移播散可行化疗，化疗方案和治疗多发性骨髓瘤相同。

鉴别诊断：本病主要与软组织内肿物及淋巴瘤鉴别：1. 脂肪瘤：由成熟脂肪细胞组成的良性肿瘤，是成人最常见的软组织良性肿瘤，可发生于任何年龄组，根据发生部位，大致分为：浅表性脂肪瘤、深部脂肪瘤及骨旁或关节旁脂肪瘤，大多数表现为缓慢生长的无痛性肿块，肿瘤体积较大时，可因压迫神经引起疼痛，位于浅表或皮下者有菲薄包膜，呈球形、类圆形、结节形或分叶状，大小不一，以高回声及等回声为主，低回声者少见，较均匀，探头加压可变形，内部缺乏血流信号或稀疏血流信号显示，部分可发生出血、钙化或囊性变等继发改变。2. 淋巴瘤：临床特征为无痛性淋巴结肿大，易发生在颈部、腋窝及腹股沟，可多部位受累，多个淋巴结肿大，单发少见，呈椭圆形或类圆形，内部皮质回声多不均匀，回声明显减低，近似无回声，门结构多消失或呈偏心分布，多数可见丰富淋巴门型血供，部分病灶内部杂乱走行点状、条状丰富血供。

🧰 病例点评

本病例特点：1. 老年男性患者，无任何症状，偶然发现右侧腹股沟区肿物进行性增大，临床医生怀疑淋巴瘤可能性大。2. 超声图像未见正常淋巴结结构，局部液化明显，血流丰富，并不符合典型淋巴瘤图像表现，缺乏特异性，与少见的浅表肿物图像难以区分，只能依靠活检病理及免疫组化确诊为浆细胞瘤，并且经过多学科会诊后诊断为髓外浆细胞瘤。

总之，髓外浆细胞瘤临床表现复杂、特征性不强、起病慢、病程相对较长，早期诊断有一定困难，误诊率高。因此，对 50 岁以上男性患者浅表肿物要充分考虑到患有该病的可能，进行全面检查，包块骨髓检查、血清免疫球蛋白及影像学检查，最终确诊还需要活检病理和免疫组化结果。

参考文献

1. Belić B, Mitrović S, Arsenijević S, et al. Nasal septum extramedullary plasmacytoma. Vojnosanit Pregl, 2013, 70（2）：221－224.

2. Erdogan BA, Sekercan O, Dursun N, et al. Extramedullary plasmacytoma of maxillary sinus. J Craniofac Surg, 2013, 24（1）：e85－e87.

3. Krishnasamy G, Dhanasekar G. Extramedullary plasmacytoma of postnasal space. Kulak Burun Bogaz Ihtis Derg, 2013, 23（3）：183－186.

（赵　磊）

049
痛风性关节炎

病例介绍

　　患者男性，32岁。主诉"右足肿痛4年，双膝受累1年"来诊。患者4年前饮酒后出现右足肿痛，活动受限，右踝关节及右脚第一跖趾关节受累，未就诊。后于当地验血尿酸约800mmol/L，患者低嘌呤饮食（未戒酒），未系统治疗。后症状反复，近2年患者足部疼痛次数较前频繁，于饮酒后好发，红肿疼痛，活动受限，近半年双膝活动受限来诊。查体：左手食指近段指间关节黄豆粒大小结节，无压痛，双膝屈伸受限，四肢肌力、肌张力正常。

　　超声检查：左膝关节扫查：髌上囊内见无回声，最大深度约1.1cm，滑膜增厚，增厚约0.30cm，能量多普勒未见明显彩色血流，局部可见少许强光点，髌前及髌下滑膜囊未见明显积液，软骨表面可见线样强回声。股四头肌肌腱、髌腱及髂胫束附着端回声较均匀，外侧副韧带股骨端深层可见强回声，范围约2.0cm×0.7cm，深部骨表面可见缺损（图49-1）。腘窝区未见明显囊性回声。超声提示左膝髌上囊积液，滑膜增厚，血流0级，少许结晶，软骨表面双轨征，外侧副韧带深层痛风石，深部骨侵蚀。

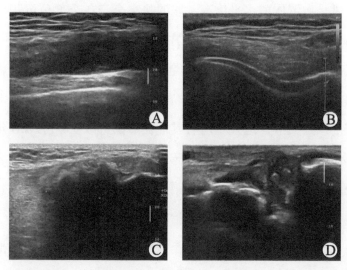

A. 滑膜结晶；B. 软骨表面"双轨征"；C. 痛风石；D. 关节骨侵蚀。

图49-1　痛风性关节炎

其他检查：1. 血清尿酸测定 UA 705μmol/L。血细胞分析：WBC $9.25×10^9$/L，NE% 59.2%，HGB 150g/L，PLT $209×10^9$/L。补体C4：0.38g/L。CRP 3.30mg/L。ESR：1小时2mmH$_2$O，2小时4mmH$_2$O。风湿抗体系列：ANA 1∶40（＋）。2. 左膝关节双能3D-CT：左侧股骨远端骨质密度不均，股骨内外侧髁、胫骨平台局部骨质缺损呈小囊状，周围可见硬化边。左侧胫骨髁间嵴突出，左侧股骨前方、左膝关节间隙内及股骨外侧髁、胫骨前方周围可见斑片状稍高密度影，髌上囊肿胀。左膝关节痛风双能3D-CT重建：左侧股骨远端、髌骨外缘、胫骨平台、股骨内外侧髁后方可见斑片状绿色伪彩影。提示左膝关节退行性变。左侧股骨远端、髌骨外缘、胫骨平台、股骨内外侧髁后方斑片状绿色伪彩影，痛风结晶可能性大。

病例分析

痛风是血清尿酸水平增高，尿酸盐在全身各个部位沉积引起的一系列炎性反应。当尿酸盐沉积在关节的不同部位而引起的疾病，叫痛风性关节炎。而痛风性关节炎属于关节沉积性疾病的一种最常见的疾病类型，多发于30～50岁的男性，典型的急性痛风常侵及足部第一跖趾关节，但几乎所有其他关节都可以受累。2016年中国的痛风诊断治疗指南建议：对临床表现不典型的痛风疑似患者，可考虑使用超声检查受累关节及周围肌腱与软组织以辅助诊断。所以痛风性关节炎的超声诊断对临床治疗很有帮助。

痛风性关节炎的超声表现正是尿酸盐沉积在关节不同解剖部位的反应。包括：滑膜结晶、软骨表面"双轨征"、痛风石、骨侵蚀。1. 滑膜结晶：尿酸盐晶体在滑膜沉积表现为大量的针尖样的强回声，继而引起滑膜增生和炎性改变，关节腔积液也是常见现象。2. "双轨征"：当晶体沉积在软骨表面时，形成线样的强光条，与深部的骨皮质骨膜强回声及两者间近乎于无回声的透明软骨形成一对平行的轨道，形象的称为"双轨征"。双轨征是痛风最容易显示也是最特异的超声表现。3. 痛风石：长期的尿酸盐沉积可形成痛风石，往往预示病程较长。超声表现为不规则的混合性包块，当痛风石形成时间较长，可伴有衰减。4. 骨侵蚀：在痛风石形成后，对相邻骨组织产生破坏，往往病程较长。痛风性关节炎超声主要鉴别为其他关节沉积类疾病：聚磷酸钙（Calcium polyphosphate，CPP）软骨钙质沉积病，假痛风和羟磷灰石（碱式磷酸钙；HADD

Hydroxyapatite）主要表现为沉积部位的不同。临床主要鉴别的疾病为引起关节疼痛的其他关节炎（类风湿性关节炎、骨性关机炎等）。只要掌握典型的痛风性关节炎超声表现及理解此类表现形成的原因，鉴别并不难。

诊断痛风性关节炎的其他主要影像方法有 X 线、双能 CT 等，X 线主要显示骨的侵蚀，双能 CT 可显示晶体的沉积，但是超声诊断更加方便，并且实用。

病例点评

关节痛的患者，临床很多见。超声在疼痛病因的诊断上具有十分重要的作用。本例为痛风性关节炎，其中滑膜结晶和"双轨征"是早期痛风的表现，对临床早期确诊痛风关节炎及治疗很有帮助。其中"双轨征"是特异图像表现，需注意在一些少量积液的关节，可产生软骨界面伪像，需与"双轨征"鉴别，应全面多切面扫查确诊。总之，目前超声对于关节痛的鉴别作用，越来越得到临床医生的重视和肯定。

参考文献

1. 王磊，邱逦，张凌燕 . 痛风性关节炎的高频超声表现 . 中国医学影像技术，2011，27（2）：376 – 379.

（方　毅）

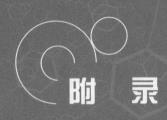

附　录

中国医科大学附属第一医院简介

　　中国医科大学附属第一医院（以下简称中国医大一院）是一所大型综合性三级甲等医院，也是一所具有光荣革命传统的医院。

　　医院的前身可以追溯到同时创建于 1908 年 10 月的福建长汀福音医院（原亚盛顿医馆）和沈阳南满洲铁道株式会社奉天医院。医院早期成长与中国共产党领导的革命进程紧密相连。1948 年沈阳解放，医院接收了原国立沈阳医学院（前身为南满洲铁道株式会社奉天医院）。

　　1995 年年初，医院首创"以病人为中心"的服务理念，提出了一系列的创新与发展举措，成果引起国内外医疗界的瞩目，得到了中央领导肯定和同行的赞誉。医院的改革经验被推向了全国，对我国的医疗改革和医院管理产生了划时代的深远影响。

如今的中国医大一院以人才实力和技术优势，发展成为国内外知名的区域性疑难急重症诊治中心。作为辽宁省疑难急重症诊治中心，同时也是国家卫生健康委员会指定的东北唯一的国家级应急医疗救援中心和初级创伤救治中心，医院在抗击非典、抗击手足口病、防治流感、抗震救灾等重大突发事件中做出了突出贡献，受到国家和世界卫生组织的肯定和表彰。

2014 年年初，新一届领导班子进一步明确了医院的功能定位：以创建国家级区域医疗中心为目标，以改革为动力，围绕发展高新技术，推动学科发展，加强医院信息化建设，使门诊流程更为规范，改善病人就医体验，积极践行公立大医院的社会责任。

医院现建筑面积 33.5 万平方米，编制床位 2249 张，现有职工4350 人，其中有中国工程院院士 1 人，教育部长江学者特聘教授3 人，教授、副教授级专家 545 人，中华医学会专科分会主委（含名誉、前任、候任）9 人，副主任委员 5 人。国家重点学科 4 个，国家重点培育学科 1 个，卫健委国家临床重点专科建设项目 22 个，荣获国家科技进步奖 9 项。医院全年门急诊量约 342 万人次，出院15 万人次，手术服务量 7 万例，平均住院日 8.19 天。

2018 年发布的复旦版《2017 年度中国医院排行榜》中，医院综合排名全国第 12 名，连续 9 年位居东北地区第 1 名。

近年来，医院荣获全国文明单位、全国精神文明建设先进单位、全国卫生系统先进集体、全国文明示范医院、全国百佳医院、全国百姓放心示范医院、全国医院文化建设先进集体、全国医院有

笔记

突出贡献先进集体等荣誉称号。

　　1941 年，毛泽东在延安为中国医大一院 14 期学员题词："救死扶伤，实行革命的人道主义"。它成为一代又一代中国医大一院人为之不懈奋斗的座右铭。传承百年，心系百姓，今天的中国医大一院正承载着辉煌的历史，沿着既定的航向，为建设国内一流医院的目标而努力奋斗！

笔记

中国医科大学附属第一医院超声科简介

中国医科大学附属第一医院超声科历史悠久，早在 1963 年便率先开展了超声检查，并于 1998 年组建成立超声科。现为国家（培育）重点学科及辽宁省重点学科，国家教育部博士学位授予点，国家及辽宁省超声规培基地。复旦版《中国医院最佳专科声誉排行榜》东北地区排名第三，并在全国范围排行榜中提名。

科室主任王学梅，现为中国超声医学工程学会第七届理事会副会长，辽宁省超声医学工程学会第七届理事会会长。同时担任国家及辽宁省超声领域 20 余项学术职务，成为辽宁及东北地区超声学科领军人物。副主任刘艳君，现为中国医学影像技术研究会妇产超声分会委员，辽宁省超声医学工程学会副会长，辽宁省超声工程学会第六届理事会副秘书长。副主任张震，现为中国超声医学工程学会生物效应分会常委。

科室拥有诊室 33 间，设施设备精良，超声机器均为国际高端彩色多普勒超声诊断仪，配备先进的软件及后处理系统；拥有教职员工 49 人，其中教授 3 名、副教授 6 名、博士生导师 2 名、硕士生导师 3 名、博士 16 名、硕士 27 名。承担全院门诊、病房、体检中心及干诊的超声检查，年门诊量约 62 万例，手术 6000 余例。

目前科室发展平衡，已成为以腹部、妇科、乳腺、甲状腺、浅表及男科器官、脑黑质及外周神经、眼部等各类疾病规范化超声诊断及新技术开展为中心，集医疗、教学、科研于一体，全面发展的综合性科室。经过几代专家的努力，上述超声诊断的所有领域疾病

笔记

均为辽宁首家或首家开展单位之一，均达到国内领先或先进水平。

科室开展了涵盖肝、肾及卵巢囊肿、腹腔脓肿、胸腹腔积液等超声引导下穿刺治疗；囊括网膜、乳腺、甲状腺、肺、胸膜、肝、肾、浅表肿物、淋巴结、腹腔腹后壁包块及肿大淋巴结等超声引导下穿刺活检，以及超声引导下微创乳腺肿物旋切活检及治疗等项目。

新技术应用成果显著：外周神经超声检查；实时剪切波弹性成像技术联合彩色多普勒超声；对宫颈占位性病变的鉴别诊断及对宫颈癌放疗与化疗患者预后评价；输卵管超声造影检查；新生儿颅脑超声；经直肠超声前列腺剪切波弹性成像检查；自体动静脉瘘术前血管选择及术后瘘管功能评估；超声弹性成像在良恶性网膜病变鉴别诊断中的应用；应用高频超声评价类风湿疾病关节改变等，均达到国家或省内领先水平，填补了本院空白。